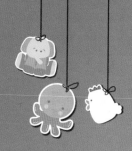

健康
怀孕百科

李 京 ◎ 主编

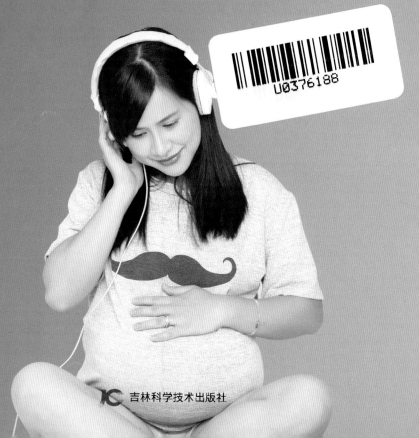

吉林科学技术出版社

图书在版编目（ＣＩＰ）数据

健康怀孕百科 / 李京主编． -- 长春：吉林科学技术出版社，2017.3
ISBN 978-7-5578-0964-5

Ⅰ．①健… Ⅱ．①李… Ⅲ．①妊娠期－妇幼保健－基本知识 Ⅳ．① R715.3

中国版本图书馆 CIP 数据核字 (2016) 第 152322 号

健康怀孕百科

JIANKANG HUAIYUN BAIKE

主　编	李京								
编委	张旭	陈莹	周宏	李志强	易志辉	康儒	盛萍	周密	
	彭琳玲	王玲燕	李静	秦树旺	陈洁	吴丹	蒋莲	柳霞	
	尹丹	刘晓辉	张建梅	唐晓磊	刘晓辉	贲翔南	黄金元	邓敏	
	雷建军	李少聪	刘娟	史霞	马牧晨	韶莹	赵艳	石柳	
	戴小兰	李青	李文竹	金海涛	张苗	张阳	黄慧	范铮	
	邵海燕	张巍耀	敬韶辉	刘江华	周亮	邹丹	曹淑媛	鲁铭	
	王玉立	倪涛	苏霞	潘微					

出 版 人　李梁
责任编辑　孟波　端金香　宿迪超
模　特　小燕　李明洋　Valing
封面设计　长春市一行平面设计有限公司
开　本　710mm×1000mm　1/16
字　数　250千字
印　张　15
印　数　1—6500册
版　次　2017年3月第1版
印　次　2017年3月第1次印刷

出　版　吉林科学技术出版社
发　行　吉林科学技术出版社
地　址　长春市人民大街4646号
邮　编　130021
发行部电话/传真　0431-85635176　85651759　85635177
　　　　　　　　　　85651628　85652585
储运部电话　0431-86059116
编辑部电话　0431-85635186
网　址　www.jlstp.net
印　刷　辽宁新华印务有限公司

书　号　ISBN 978-7-5578-0964-5
定　价　39.90元

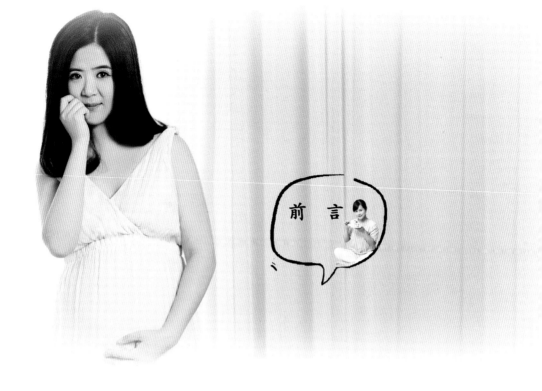

　　都说怀孕是一生中最幸福的事。初为人母的兴奋和忐忑，怀胎十月的艰辛与幸福，不是单纯的一种感觉，而是身体和心理、快乐和痛苦并存的特殊经历。

　　在漫长而短暂的十个月的时光里，与一个小生命同呼吸，隔着肚皮就可以抚摸胎儿，那是一种无法言说的复杂感受。从得知怀孕、孕吐、产检、胎教、拍孕妇照、准备分娩……一路下来，十个月的经历会让你的心态变得更平和，整个人变得更温柔。

　　当然，你也会忐忑，也会有很多疑问，怀孕期间要注意什么，营养够不够，胎儿发育得好不好，需要做哪些检查，怎样给胎儿进行胎教……是的，从受孕、怀孕到分娩出健康婴儿，每对夫妇都将要经历人生最为特殊而美妙的旅程，这段旅程沿途需做好丰富的知识储备，而本书的编写，就是为了让大家尽可能全面获取怀孕常识。

　　祝愿所有的准妈妈安好！

目录

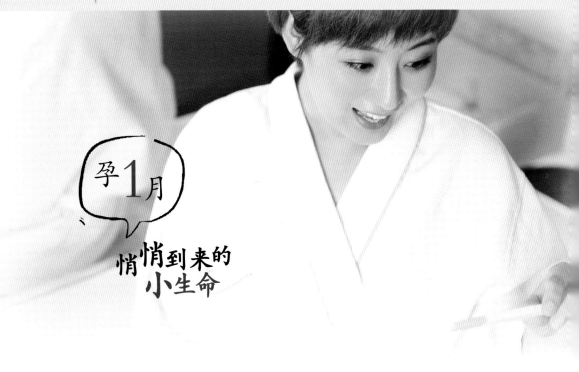

孕**1**月

悄悄到来的
小生命

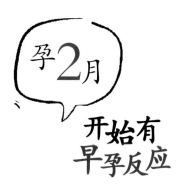

孕2月 开始有早孕反应

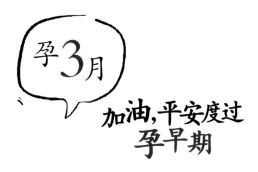

孕3月 加油,平安度过孕早期

孕4月 最舒适的阶段

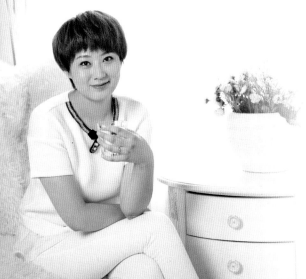

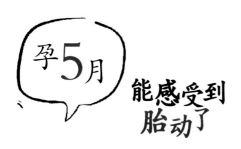

孕5月 能感受到胎动了

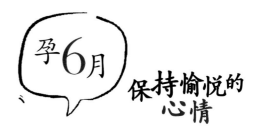

孕6月 保持愉悦的心情

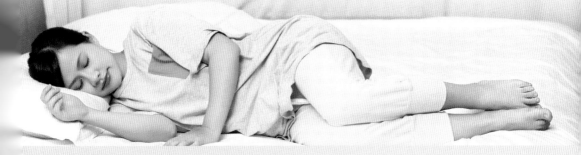

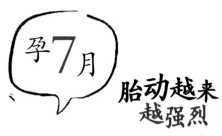

孕**7**月

胎动越来越强烈

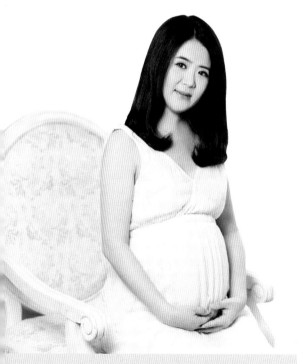

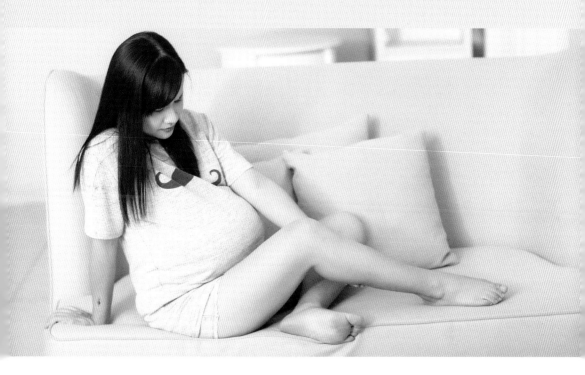

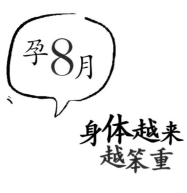

孕8月

身体越来越笨重

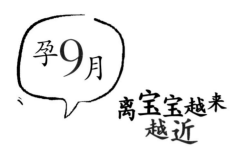

孕9月 离宝宝越来越近

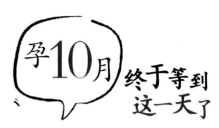

孕10月 终于等到这一天了

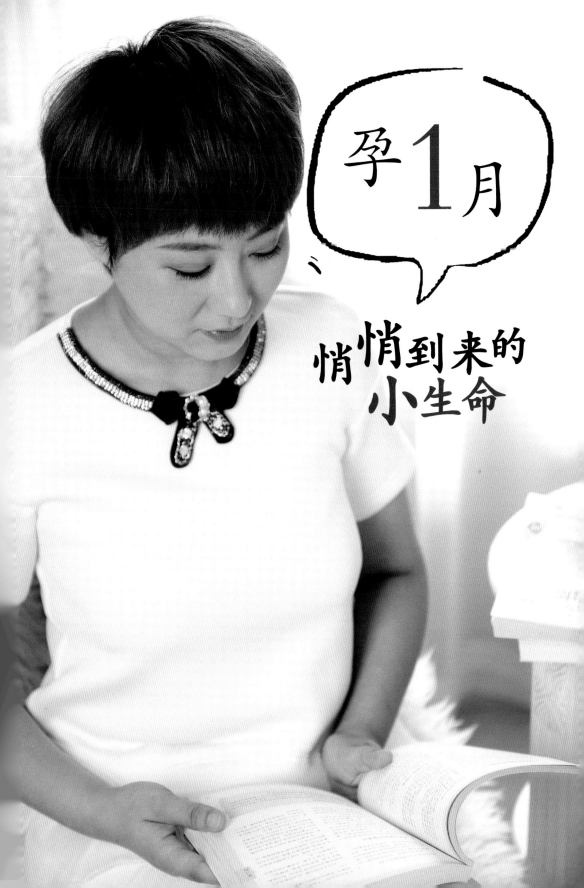

孕1周　准备怀孕

受孕小知识

这一周的准妈妈还没有怀孕，实际上这一周正是准妈妈末次月经进行的时候，卵巢上一个月排出的卵子没有受精，自行衰退了，引起子宫内膜的脱落流血。在激素的作用下，卵巢又开始准备释放另一个卵子。放松心情，以平和的心态去面对即将到来的天使，准备受孕吧！

备孕的女性从末次月经开始，应随时检查是否怀孕。

子宫、精子、卵子小常识	
子宫	子宫常被称为胎儿的摇篮，当受精卵经过输卵管着床于子宫后，小小的生命就将在女性子宫内开始缓慢地成长
精子	精子是身材渺小的游泳健将，成熟期为64天
卵子	卵子很珍贵，在准妈妈还是胎儿的时期就在她体内，和准妈妈的年龄一样

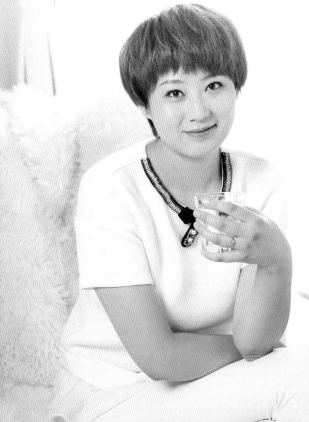

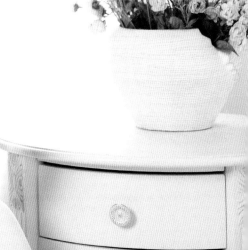

备孕的女性要精确计算自己的排卵日。放松心情，最好在排卵日当天跟丈夫结合。此外，孕早期的营养与检查对准妈妈和胎儿非常重要，为了小生命的健康成长，应该做好准备。

叶酸对准妈妈尤为重要

为了降低出生缺陷的发生概率，准妈妈应在孕前3个月和孕早期3个月补充叶酸。女性在服用叶酸后要经过4周的时间，体内叶酸缺乏的状态才能得以纠正。

富含叶酸的食物	
绿色蔬菜	菠菜、莴苣、花椰菜、油菜、小白菜等
新鲜水果	橘子、樱桃、香蕉、桃子、葡萄、猕猴桃、梨等
肉、蛋类食品	动物的肝脏、鸡肉、牛肉、羊肉及蛋类等
豆类、坚果类食品	黄豆及豆制品、核桃、栗子、松子等

准爸爸也要补充叶酸

准爸爸也必须补充叶酸，叶酸是提高精子质量的重要物质，当叶酸在男性体内呈现不足时，精液的浓度及精子活动能力下降，会减少受孕机会。此外，由于叶酸参与了体内遗传物质DNA和RNA的合成，所以传递着遗传信息的"种子"也离不开叶酸。

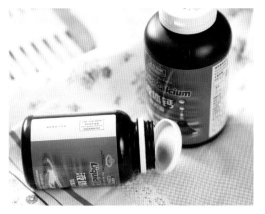

推荐每日补充叶酸制剂0.4毫克。市面上常销的叶酸产品：斯利安叶酸片、爱乐维等。

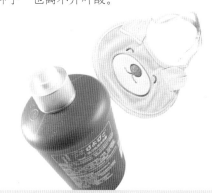

确定排卵日

准妈妈掌握自己的准确排卵日是至关重要的。如果在排卵日前后3天内，以及排卵日当天进行性生活，那么受孕的概率最高，准父母就可以做好迎接新生命的准备了。

月经周期数字推算法

如果你是月经周期非常规律的女性，就可以用数字法推算自己的排卵周期。从月经来潮的第一天算起，下次月经来潮的14±2天就是排卵期。

排卵试纸测定法

女性尿液中的促黄体生成激素会在排卵前24小时左右出现高峰值，而排卵试纸，就是通过测定这种峰值水平来确定排卵日期，准妈妈不妨去买张排卵试纸来测定自己的排卵日。

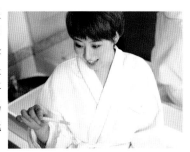

基础体温测定法

这种测定法效果也比较明显，但操作时间长，需要每天早上起床后测量体温。月经期和月经后的7天内是持续的低温期，中途过渡到高温期后，再返回低温期，然后下次月经开始，中途的高温期就是排卵日。

B超排卵监测法

在预测排卵时间的方法中，B超监测是最直观的方法，它可以看到卵巢内有几个卵泡在发育、大小是多少、是否已经接近排卵的时间等等。对于月经周期不准的女性这种方法尤为适合。

到了排卵前1～2天，宫颈黏液分泌相对增多，可以看手指尖触摸能拉出很长的丝，阴道也变得越来越湿润。出现这样的白带表示马上要排卵了，一般持续3～5天。

月经期					排卵前安全期				排卵期										排卵后安全期									月经期				
1	2	3	4	5	6	7	8	9	10	11	12	13	排卵	15	16	17	18	19	20	21	22	23	24	25	26	27	28	29	30	31	32

准妈妈要做哪些检查

为了自身和未来宝宝的健康，每一个准备要宝宝的准妈妈，都不要省略了孕前检查这道程序，以便及时发现自身健康存在的问题，及时治疗，以免延误孕育宝宝的时机。

血常规

明确是否贫血，若有贫血，要及时纠正，以免影响胎儿的生长发育。

尿常规

怀孕后肾脏负担加重，检查肾脏是否存在问题，以免危及准妈妈。

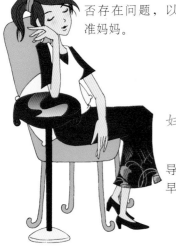

妇科检查

检查是否有导致胎儿流产或早产的危险。

优生四项

凡是家有宠物的，还要进行特殊病原体的检测，如巨幼细胞病毒、弓形体、风疹、单纯疱疹病毒，排除易引起流产或畸形的可能。

肝功

怀孕后肝脏负担加重，需检查肝脏是否有问题，以免危及准妈妈的健康。乙型肝炎病毒携带者在怀孕期间不会受到疾病的影响，但分娩或哺乳时可能使新生儿受到感染，因此，分娩后应立即接种免疫球蛋白和乙肝疫苗。

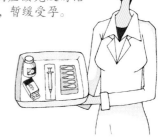

若发现有妇科疾病，尤其是性传播疾病，以及牙周病应该先及时治疗，暂缓受孕。

血糖

糖尿病是有可能给妊娠带来致命性灾害的疾病之一。身患糖尿病的准妈妈，患上高血压疾病概率比普通人高4倍，而且胎儿有可能生长过大，给分娩带来困难。孕前血糖检查必不可少。

染色体

有遗传病家族史的育龄夫妇，要检查遗传性疾病，以免给自己的宝宝带来缺憾。

血压

高血压会给准妈妈和胎儿带来危险，高血压患者并非不能妊娠，但极易患妊高症，此项检查能排除妊高症的危险。

准爸爸要做哪些检查

准爸爸可能会认为，孕育孩子更多的是女性的责任，不需要自己去做什么检查。其实健康的宝宝更需要优质的"种子"，对于生命的孕育，你的健康同样重要。

生殖系统

准爸爸泌尿生殖系统的健康对宝宝来说很重要，这项检查必不可少。生殖系统是否健全是孕育宝宝的前提，除了排除这些因素外，还要考虑传染病，特别是梅毒、艾滋病等，虽然这些病的病毒对精子的影响目前还不明确，但是这些病毒可能通过爸爸传给妈妈，再传给肚子里的胎儿。

精液

通过检查，准爸爸可以获知自己精子的状况。如果精子的活力不够，就应从营养方面补充；如果精子过少，则要反省一下自己的不良习惯，戒掉烟酒、不穿过紧的内裤等；如果是无精症，则要分析原因，决定是否采用现代的助孕技术。

肝功

虽然肝功能不全是否能够通过精子传染现在还没有定论，为了保险起见，做一个全面的肝功检查也是准爸爸的职责所在。

染色体

准爸爸最好跟妻子一起进行染色体异常检测，排除遗传病。

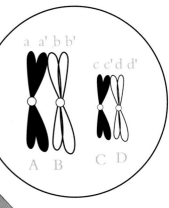

如果准爸爸有穿紧身裤的习惯，现在需要改一改了。常穿紧身裤，易造成生精功能减退。应尽早让自己脱离紧身裤的束缚，选择舒适宽松的裤子。

孕2周　精子和卵子的结合

胎儿和准妈妈的变化

准妈妈的变化

按照女性的生殖周期，子宫每个月都有月经周期为受孕做准备，月经来潮的第1天是月经周期的第1天。由于排卵通常发生在月经周期的第14天，所以2周后如果月经没有按时来，你可能已经怀孕了。

了解受孕过程

精子在与卵子结合之前需要游过阴道、子宫颈和子宫，然后游进输卵管。看似一段很近的路程对于小精子们来说确实是一个艰难又漫长的过程，就像参加了一场马拉松。

■ 精子游向卵子的过程

当马拉松比赛开始的时候，小蝌蚪们就争先恐后地向前冲，在这个漫长的过程中，很多小蝌蚪都中途掉队了，也有很多小蝌蚪迷了路，还有一些被子宫内的微纤毛给推了出来。能坚持下来的大约只有200个最终到达受精的目的地。

通常只有一只小蝌蚪穿过被称作透明带的结构进入卵内，到达卵子的细胞核。当进入卵内的小蝌蚪头部接触到卵子的细胞核时，卵子就立即释放出一种化学物质将自己包围起来，从而阻止其他的小蝌蚪进入。

在这个过程中，游得最快的小蝌蚪在45分钟内就能与卵子相遇了，而游得最慢的也许要花费12个小时以上，大多数小蝌蚪都没能游完全程。

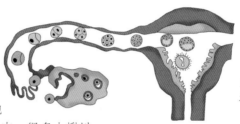

能坚持下来的大约只有200个最终到达受精的地点。

在整个受孕的过程中经历了三个基本时期：排卵、受精、受精卵分裂。直到受精卵种植于子宫，才可以说受孕成功，怀孕开始了！

■ 精子和卵子的结合

精子和卵子相遇结合之后，精子的尾巴就消失了，而头部却膨大了起来，它们形成了一个含有46条染色体的细胞，在这46条具有遗传基因的染色体中，23条来自父亲，23条来自母亲。在细胞核内，染色体互相缠绕、混合。几个小时后，这个细胞复制了被称作脱氧核糖核酸（DNA）的物质，并一分为二。从这时开始，生命便在宁静中慢慢舒展。

科普一下基因和遗传知识

基因

当人还是一个胚胎的时候，基因指导着身体各器官的形成，并决定它的功能。基因的这种指导功能被编制成微小的DNA密码，影响一个人的长相、血型、肤色、骨骼等，决定一个人的基本特征。

染色体

正常情况下，每个细胞都有46条染色体，以配对的方式存在。在每一对染色体中，一条染色体来自于父亲，另一条来自母亲。

宝宝的性别谁决定

宝宝的性别从受精的那一瞬间就决定了。因为在23对染色体中，只有1对性染色体（X染色体和Y染色体）决定了宝宝是男孩还是女孩。 母亲携带的是XX染色体，父亲是XY染色体，性别取决于宝宝从父亲那儿获得的是X染色体还是Y染色体。

男宝宝（XY）
从母亲这儿得到了X染色体，从父亲那儿得到了Y染色体。
女宝宝（XX）
从母亲这儿得到了X染色体，从父亲那儿得到了X染色体。

从遗传学角度看，性染色体上同样存在某些特征性基因。性染色体X比性染色体Y大得多，故X染色体上所承载的基因比Y染色体上的要多得多。

宝宝的血型可预知

依照血型的遗传规律，就可以推测出宝宝可能是什么血型，不可能是什么血型。了解亲子间血型的遗传关系，不但能满足你的好奇心，对法医做亲子鉴定，也具有一定的参考价值。

亲子之间血型遗传关系		
父母血型	子女可能血型	子女不可能血型
A*A	A，O	B，AB
A*O	A，O	B，AB
A*B	A，B，AB，O	
A*AB	A，B，AB	O
B*B	B，O	A，AB
B*O	B，O	A，AB
B*AB	A，B，AB	O
AB*O	A，B	AB，O
AB*AB	A，B，AB	O
O*O	O	A，B，AB

提高受孕的诀窍

双方保持身心愉悦

当人处于良好的精神状态时，精力、体力、性功能也会处于良好状态，精子和卵细胞的质量也高。性生活时没有忧郁和烦恼，夫妻双方精神愉快、心情舒畅，此时受精，易于着床受孕，胎儿的素质也好。

掌握性生活的最佳时间

计划怀孕时，待准妈妈掌握准确排卵日至关重要。每月有5天为最佳受孕时间，即排卵日当日及前3天和后1天，那么受孕的概率最高，夫妻双方就可以做好迎接新生命的准备了。

性生活后多躺一会儿

性爱后，有的待准妈妈可能想马上洗澡，如果想提高受孕概率，应该在床上多躺一会儿。用枕头把臀部抬高，使子宫颈最大限度地接触精子。这样做不但可以防止精液外流，还可以借助地球引力帮助精子游动，加大受孕概率。

这些食物可以提高受孕概率

■ 富含锌的食物

植物性食物中含锌量比较高的有豆类、花生、小米、萝卜、大白菜等；动物性食物中，以牡蛎含锌最为丰富，此外，牛肉、鸡肝、蛋类、羊排、猪肉等含锌也较多。

■ 富含蛋白质、维生素的食物

如牛肉、鸡蛋、豆制品、新鲜蔬菜、水果等。

■ 富含精氨酸的食物

精氨酸是精子形成的必需成分，能够增强精子活力，对男性生殖系统功能有重要作用。可多吃鳝鱼、海参、墨鱼、芝麻、花生仁、核桃等。

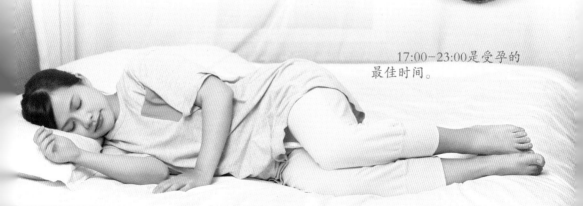

17:00—23:00是受孕的最佳时间。

孕3周　受精卵正在分裂

胎儿和准妈妈的变化

胎儿的变化

精子和卵子结合在一起形成受精卵，受精卵有0.2毫米大小。受精卵经过3~4天的时间缓慢地运动到达子宫，在到达子宫时已经分裂成16个细胞，经过6次细胞分裂形成64个细胞，受精卵开始变大。在这个过程中由一个细胞分裂成多个细胞，并成为一个总体积不变的实心细胞团，称为桑胚体。受精卵将在子宫内自由地游荡3天，做着床前的准备。

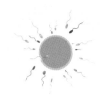

准妈妈的变化

有15%的准妈妈，在排卵时会有下腹部轻微疼痛的感觉，同时阴道分泌物也会随之增多。当受精卵在子宫内着床时，有些准妈妈还会出现少量的出血症状。这个时期，虽然还不能确定是否怀孕，但是平时就要多留意自己身体的变化，避免剧烈运动和过多的家务事，同时取消比较消耗体力的旅行计划。

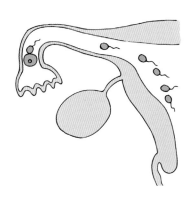

本周细节备忘	
1	要谨慎用药，并留意阴道是否有出血现象
2	养成健康的生活习惯，不要熬夜、戒烟限酒，避免剧烈的运动
3	如果出现类似感冒的症状，不要随意吃药

进入母体的上亿个精子中，只有200多个精子能顺利到达输卵管，它们赢得了与卵子相遇的机会。其中只有1个精子能与卵子结合，完成受精。

这些怀孕征兆不要忽视

停经

这是最明显的征兆。有性生活的健康女性，如果平时月经都很规律，一旦经期过了10天以上，就应该怀疑自己已经怀孕。

出现类似感冒的疲倦感

怀孕的征兆因人而异，很多女性会出现类似于感冒的症状，怀孕时体温会高于平时，同时会像感冒一样全身乏力，自觉发冷……这种情况在怀孕初期会一直持续。这对计划怀孕的女性来说一定要慎重，不能随意用药，一定要去医院检查是否怀孕了。

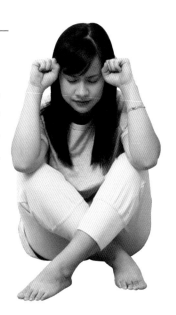

恶心和呕吐

恶心、呕吐可能会误以为是感冒，有的人在怀孕3周后就感到恶心，大多数会在怀孕5~6周时才感到恶心。这种现象被称为"早孕反应"。在一天的任何时间都可发生，有的是轻微作呕，有的是一整天都会干呕或呕吐。早孕反应会在怀孕14~16周自行消失。

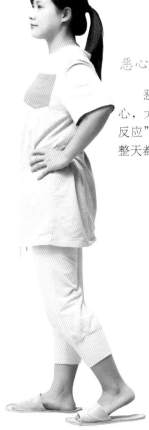

阴道微量出血

受精卵着床时会造成阴道轻微出血，多数女性常常会误以为是月经来了。

情绪不稳

情绪变化非常大，有时候非常高兴，有时候却变得急躁、不耐烦、心情郁闷。

尿频

在怀孕的前几周，准妈妈会特别频繁地想排尿，这是因为激素改变造成的（孕晚期则因为膀胱受到压迫造成的）。

如何检测怀孕

尿液检测

在家或者在医院通过早早孕试纸检测，是最常见、也是最快捷的一种方法。按照说明书使用即可。很多女性都会选择早孕试纸来进行最初的验孕检测。用晨尿检测可以提高检测的准确性。

若受精成功，在性生活后的10多天（月经前一周）即可测试。一般在月经期过后7～10天检测比较准确，怀孕时间越久，两条线就越明显。

血液检查

一般在月经还没来的一周内，医生可能会建议做血液检查来检测是否怀孕。准妈妈去医院验孕之前可以吃饭、喝水。但若同时做血糖、肝功能系列的检查就需要空腹了。

B超检查

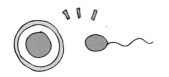

等到怀孕6周以后，可以利用B超检查能确认胎囊状态，如果B超检查中发现子宫体积变大，同时子宫内壁变厚，就能确认已经怀孕了。B超检查能检测准妈妈是正常怀孕还是宫外孕。即使早孕试纸显示已怀孕了，建议准妈妈也要在怀孕35天左右去医院接受B超检查。

B超检查的作用	
1	确定怀孕状态是否正常和推算预产期
2	确定胚胎个数
3	排除异位妊娠，如宫外孕

继续补充叶酸

准妈妈早期缺乏叶酸是儿童先天性疾病发生的原因之一，有可能造成胎儿先天性神经管畸形，包括无脑儿及脊柱断裂。无脑儿一般出生后，短时间内即死亡，脊柱断裂则造成胎儿终身残疾。因此建议准妈妈在怀孕前1个月到孕早期的3个月内，每天补充400微克叶酸，可以有效预防神经管畸形的发生，还可能降低先天性心脏病的发生率。

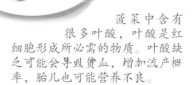

菠菜中含有很多叶酸，叶酸是红细胞形成所必需的物质。叶酸缺乏可能会导致贫血，增加流产概率，胎儿也可能营养不良。

人体不能自身合成叶酸，来源要从食物中摄取，准妈妈每天需补充600～800微克叶酸才能满足胎儿生长需求和自身需要。准妈妈应多吃新鲜的蔬菜、水果，在烹制食物时需要注意方法，避免过熟，尽可能减少叶酸流失。对于有不良妊娠史、高龄及家族中有生育过畸形胎儿史等高危因素的准妈妈，最好在医生的指导下，每天口服叶酸片0.4毫克。

用药要慎之又慎

孕早期是胚胎组织器官分化、形成、发育的重要时期，主要是塑造成形，如果用药不当，则可能造成胎儿畸形。

不宜服用的西药

抗生素药：四环素类药、链霉素及卡那霉素、氯霉素、红霉素、磺胺。

解热镇痛药：阿司匹林、非那西汀。

激素：雌激素、可的松、甲状腺素。

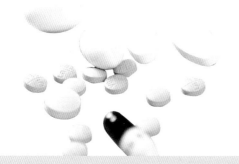

不宜服用的中成药

禁止服用的中成药：牛黄解毒丸、大活络丹、至宝丹、六神丸、小活络丹、跌打丸、舒筋活络丸、苏合香丸、牛黄清心丸、紫雪丹、黑锡丹、开胸顺气丸、复方当归注射液、风湿跌打酒、十滴水、小金丹等。

禁用的中草药有：红花、乳香等活血破气类药物；肉桂、附子、川乌、草乌等大辛大热类药物；草果、麝香、丁香、降香等芳香浸透类药物；牵牛子、甘遂、巴豆、木通等利下类药物。

慎用的中成药：藿香正气丸、防风通圣丸、上清丸及蛇胆陈皮末等。

常用药物的分类等级

A类：孕早期用药，经临床对照观察未见对胎儿有损害，其危险性相对低。

B类：动物试验中未见对胎儿有危害，但尚缺乏临床对照观察资料，或动物实验中观察到对胎儿有损害，但临床对照观察未能证实。孕妇慎用。

C类：动物试验中观察到对胎儿有损害，但尚缺乏临床对照观察资料，或动物实验和临床对照观察资料皆缺。

D类：已有一定临床资料说明药物对胎儿有损害，但临床非常需要，又无替代药物，此时可权衡其危害性和临床适应症的严重程度作出决定。

X类：对动物和人类都有明显的致畸作用，禁止使用。

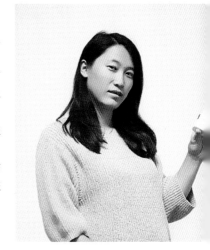

在不知怀孕的情况下，做了这些怎么办

拔牙

若只是用于消除疼痛的局部麻醉不会影响胎儿发育，但怀孕初期应该尽量注意禁服各种药物。如果怀孕期间需要进行牙科治疗，应当在状态比较稳定的怀孕中期接受治疗。

烫发、染发或涂指甲油

一次烫发中使用的药物量非常少，即使渗入到皮肤内也只是很少一部分，所以不用过于担心。涂抹指甲油也一样，准妈妈不必过于紧张。若已确认怀孕，最好还是避免烫发、染发以及涂抹指甲油。

服用了感冒药

怀孕时要特别注意药物的服用，不过，不必为不知道已经怀孕而服用的1~2次感冒药或胃药感到担心。部分感冒药确实含有诱发畸形的成分，但是1~2次的服用量不足以影响胎儿。即使胃药、安眠药、止痛药等药物，只要不是经常性服用，就不会导致严重后果。但是，尽量避免神经安定剂等刺激神经的药物，如果怀孕时服用这些药物，应该及时向医生咨询。

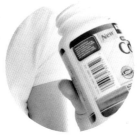

女性在服药期间意外怀孕，应立即将用药情况详细告知医生，医生可以根据具体情况综合分析是否有终止妊娠的必要。

服用了避孕药

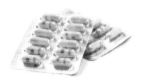

　　停止服用避孕药后立即受孕，有些准妈妈会担心受精卵会不会出现异常。避孕药中的激素成分大多在服用后能及时在体内分解并被排出体外，小剂量残留在体内的激素剂量不会影响胎儿。但服用避孕药的准妈妈孕期一定要按时产检，尤其要重视类似NT、唐筛以及B超排畸的产检。

孕3周的营养跟踪

高蛋白不可少

　　受孕后，如果蛋白摄入不足，准妈妈会一直处于饥饿状态，可能会导致胚胎大脑发育异常，影响胎儿的智商。尽量选择易消化吸收、利用率高的蛋白质，如鱼类、乳类、蛋类、肉类和豆制品，每天应保证摄取150克以上的主食。

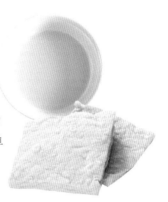

平衡合理的营养

　　应注意荤素搭配、粗细结合、饥饱适度、不偏食、不挑食，并根据个人活动量、体质及孕前体重决定摄入量和饮食重点，养成好的膳食习惯。

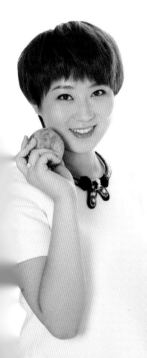

每日应摄取的食物

　　豆制品、蛋类：每日最基本的需求量，豆制品50克，蛋1个。
　　谷物：米饭3.5碗，面包2片，土豆1/2个。
　　蔬菜：黄绿色蔬菜100克，淡色蔬菜200克，就可以保证营养的均衡。
　　肉鱼：尽量选取脂肪含量少的肉或鱼60～70克，可以加上肝10～20克。
　　乳制品：准妈妈在怀孕初期就要增加牛奶的摄取量。但是对牛奶过敏的人可以通过鱼类等食物补充钙质。
　　水果：以苹果1/2个为基准。但要注意不要摄取过多糖分。

本周
大事记

　　当不确定自己是否怀孕时，最好到正规医院里检查，还可以了解有关怀孕的常识。在受精3周后就能利用尿液检查得知准确的结果。怀孕确诊越早越好，这样准妈妈及家人都能及早注意一些问题。通过B超检查也能确认是否怀孕（一般在怀孕50多天后做这项检查），如发现子宫体积变大、子宫内壁变厚，B超下见胎芽就能确认已经怀孕。在该月末进行验孕检查，准确率可达到90%以上。此时期应该到保健医院去建卡，每位准妈妈应选择一家固定的医疗单位。从早孕确诊、产前检查、分娩到产后随诊，尽量在一家医疗单位进行。

医院检查的情况

_____

_____

下次产检的时间

_____

_____

写给宝宝的话

_____

_____

孕4周　胎儿经由绒毛组织吸收养分

胎儿和准妈妈的变化

胎儿的变化

着床5天左右，在受精卵底部的中心部位形成一道管，这就是神经管。神经管逐渐分化为大脑和脊髓，构成完整的中枢神经，心脏、血管、内脏和肌肉等重要器官和组织也在此时开始形成。受精卵着床以后继续进行细胞分裂，此时它被树根状的绒毛组织包围，并经由绒毛吸收那些存储在子宫内膜上的营养成分，这个绒毛组织逐渐形成胎盘。

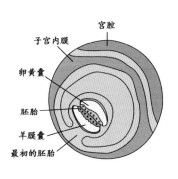

怀孕4周时的胎儿头部和躯干分开，胎儿细胞也分为外胚叶、中胚叶及内胚叶。这些细胞最后形成不同的身体器官；最上层的外胚叶形成皮屑、毛发、手指甲、脚趾甲、大脑、脊髓和神经；中间的中胚叶形成肌肉、骨骼、泌尿系统和生殖器、心脏以及其他器官；最下层的内胚叶形成各种脏器内部的黏膜、肺和肠子以及连接这些器官的分泌腺。

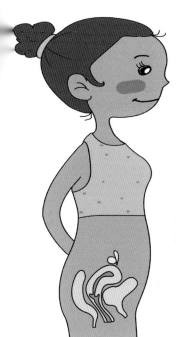

准妈妈的变化

平时细心的女性，这时就会意识到自己已经怀孕。如果出现月经该来而没来，基础体温连续14天处于高温期，那就很可能已经怀孕。怀孕后，体内的黄体酮分泌发生变化，在黄体酮的作用下，从食管到胃的括约肌松弛。这时准妈妈会出现呕吐，同时伴有腹部不适或者下腹部隐痛等症状。

本周细节备忘	
1	远离不利环境，胎儿是十分脆弱的，要特别注意远离不利于胚胎发育的环境
2	进一步检查是否怀孕

为胎儿大脑发育营造有利环境

准妈妈多到景色宜人、空气清新的环境中散步，有利于胎儿大脑细胞核神经组织的发育。大自然是美的极致，蓝天、白云、鸟叫、花香、参天的大树、充足而清新的空气，能给准妈妈带来视觉的愉悦、身心的放松。母亲的愉悦和轻松感所产生的有益元素同样会传递给胎儿。

除了叶酸外，下面几种营养元素同样需要及时地补充。蛋白质：蛋白质的补充，要在碳水化合物和热量供给充分的前提下进行；DHA和胆碱的适量补充：DHA这种天然存在的不饱和脂肪酸，能优化胎儿大脑锥体细胞膜磷脂的构成成分，与胎儿的大脑及视网膜神经细胞的成熟和增长有直接关系。

怎样推算预产期

一旦确定怀孕，准妈妈最想知道的就是胎儿何时出生，推算出预产期才能有计划地迎接宝宝的到来。

数字推算法

月经规律的女性，可以根据月经数字推算预产期。末次月经月份减3或加9，天数加7。用农历计算，则月份减3或加9，天数加15。若月经周期为25天，预产期为在原有天数上相应减5；若月经周期为40天，预产期则为在原有天数上加10。

B超检查推算

月经不规律或者忘记末次月经的女性可以去医院咨询专业医师来计算预产期。医师通过B超测出胎头双顶径值、头臀长度及股骨长度即可估算出胎龄，并推算出预产期。

胎动日期计算

如果你记不清末次月经日期，可以依据胎动日期来进行推算。一般胎动开始于怀孕后的18～20周。计算方法为：初产妇是胎动日加20周；经产妇是胎动日加22周。

基础体温曲线也能推算出预产期，即将低温段的最后一天作为排卵日，从排卵日向后推算264～268天，或加38周。

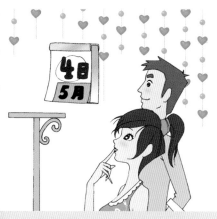

防辐射服面料的选择及洗涤保养

怎样选择面料

目前市面上制作防辐射服的面料主要有两种，即不锈钢纤维和银纤维。从防辐射的角度来讲，后者优于前者。所以，准妈妈在购买时要注意面料的区分。

如何辨别真伪

首先是用手摸，如果手感较硬，一般质量就不可靠。其次，正规厂家生产的防辐射服都会随产品配有一小块单独的面料，如果将这块面料用火烧过，能看到一层密密的金属网的便是真的使用不锈钢纤维纺织的。此外，还可以用防辐射服将手机包住，包裹的厚度与严密度就像将手机装在衣服口袋中为宜，如果手机没有信号，就可以证明防辐射服的品质不错。

样式的选择

一般较为常用的是背心款，但通常情况下根据不同人群和季节的需要也有短裙款、长袖款、吊带款、肚兜款等选择。

洗涤方法

为了减少对防辐射效果的影响，建议尽量少洗为宜。在洗涤的过程中水温不能超过60℃，可使用中性的洗涤剂（不可漂白或使用带有漂白成分的洗涤剂）轻揉手洗。洗后不要拧干，要直接悬挂晾干。中温熨烫或参考衣服洗涤说明。

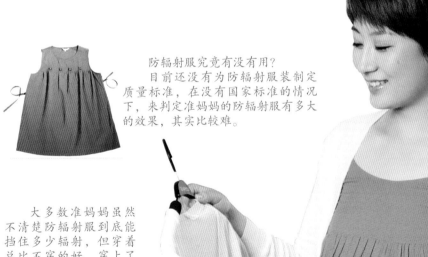

防辐射服究竟有没有用？
目前还没有为防辐射服装制定质量标准，在没有国家标准的情况下，来判定准妈妈的防辐射服有多大的效果，其实比较难。

大多数准妈妈虽然不清楚防辐射服到底能挡住多少辐射，但穿着总比不穿的好，穿上了只是图个安心。

遇到这些早孕反应怎么办

许多女性在妊娠期间都会发生或多或少、程度不同的妊娠反应，并出现些许病理性或生理性的症状。其中大部分属于正常现象，适当休息、调节饮食后症状会减轻乃至消失。面对痛苦的早孕反应，如何消除或者缓解呢?

恶心呕吐吃不下

日常饮食可采用少食多餐的办法，吃了吐，吐了还要吃。注意多吃一些对胎儿发育特别是胎儿大脑发育有益的食物，如蛋、鱼、肉、牛奶、动物肝脏、豆制品、海带、牡蛎以及蔬菜、水果等，以确保蛋白质、维生素、无机盐等各种营养素的充分摄入。食物要清淡，尽量不吃太咸、过于油腻或有特殊气味的食物;饼干、面包以及苏打饼等食物可降低孕吐的不适程度。吃完点心后，1个小时左右再喝水。

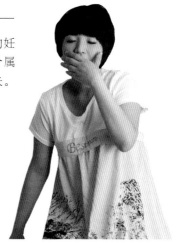

有些准妈妈对特定食物的气味相当敏感，一闻到便有想吐的感觉。所以，对那些食物最好敬而远之，不要有所接触。

四肢无力易疲倦

疲倦感的产生，主要由于体内黄体酮偏高，而黄体酮恰恰有镇静的作用。另外，妊娠早期新陈代谢速度加快，这样就可能感到非常疲惫，有时甚至控制不住自己，想要马上睡觉。要少吃或不吃冰冷和不易消化的食物。适当减少运动量和工作量，怀孕初期应该充分休息。多补充电解质可减轻头晕及四肢无力的症状。

胸口灼热

在妊娠早期出现"胃灼热"感，一般不需治疗，只要饮食上注意少食多餐，吃易消化的高纤维素食物，少吃甜食及高脂肪食物，并适当进行户外活动，保持精神上的轻松愉悦，症状明显时喝杯牛奶或吃点食物则可使"胃灼热"感减轻或消失。

失眠

准妈妈散散步、听听音乐、喝杯牛奶等。调整好睡眠，切记不可滥用镇静剂或其他药物，以免影响胎儿智力、身体发育。用温热水浸泡双足，促进入睡，逐渐培养身体生物钟的正常节奏。

理性面对阴道流血

阴道出血的原因

1.先兆流产/流产、宫外孕、受精卵着床出血、孕4周出现假性月经。先兆流产以及宫外孕比较常见：常出现在孕早期，除阴道不规律出血外，多伴有下腹部隐痛或小腹不适。受精卵发生植入出血时，出血量极少，持续时间也很短，且不伴有腹痛。

2.怀孕后，尽管不来月经了，但到了月经周期，仍可见少量阴道出血，这种情况多发生在怀孕后的第一个月经周期，比正常月经量少很多，时间也很短。

3.胎盘前置、胎盘早期剥落，这种现象一般发生在孕晚期。常在夜晚睡觉时发生的无痛性阴道出血。出血量时多时少，反复发生，无腹痛。

出现出血时准妈妈不要紧张，找到原因，理性应对。

该怎么减轻阴道出血症状

心态：保持心态平和，惊慌和急躁会使出血量增多。

认识：对阴道出血要有正确、充分的认识。

定时产检：尽早发现可能引起阴道出血的原因，按医生的嘱咐去做。

休息：要平卧休息，减少活动量。

检查：无论出血多少都应到医院进行检查以明确原因，及时治疗。严重时向他人求助，等待救援。

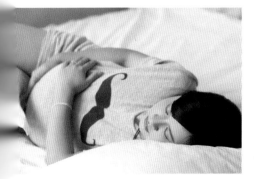

孕早期是孕期最不适的时期

孕早期可能不会是她们孕期中很好的时期。一些准妈妈会感觉恶心、呕吐，有时候甚至由于严重的脱水而需要输液。

一些准妈妈会少量流血，但即使是正常的流血也会给准妈妈带来很大的恐惧感，很多准妈妈认为自己已经流产了。这段时间她们可能充满着担忧。当然，并不是每个准妈妈的孕早期都那么难过。

随着怀孕的日子慢慢过去，人体绒毛膜促性腺激素的水平会在第10周时达到最高峰，然后在第14周前下降，同时这些症状也会最终消失。准妈妈可能在某一天醒来时忽然发现所有的症状都消失了。虽然很多时候，这说明你经受住了这场风暴中最严重的时期。但是，有时候它也显示了一些问题。所以，如果那些症状在第10周前就忽然消失，请一定要告诉医生。

孕4周的营养跟踪

本周营养重点

进入第4周了，准妈妈可能还没有什么感觉，而胚芽已经悄悄在你的子宫里"着床"了。着床一般开始于受精后6~7天，于11~12天内完成。

现在准妈妈的子宫内膜受到卵巢分泌的激素影响，变得肥厚松软并且富有营养，血管轻轻扩张，水分充足，为胚胎植入做好了准备，一旦胚胎植入，子宫便开始慢慢长大。

在其后的2周里细胞的快速分裂过程需要大量的携带有父母遗传基因的脱氧核糖核酸，脱氧核糖核酸的生成需要大量叶酸的参与。若准妈妈缺乏叶酸，便会引起胚胎细胞分裂障碍，导致胚胎细胞分裂异常，胚胎细胞发育畸形，特别是由于神经管发育畸形，导致胎儿出现"无脑儿"或"脊柱裂"。

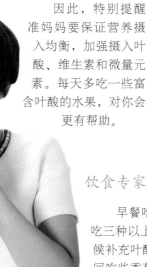

因此，特别提醒准妈妈要保证营养摄入均衡，加强摄入叶酸、维生素和微量元素。每天多吃一些富含叶酸的水果，对你会更有帮助。

早餐应该吃温热的食物，以保护胃气。食用热稀饭、热燕麦片、热牛奶、热面汤、蛋糕等，可以起到养胃的作用。尤其是寒冷的冬季，这点特别重要。

饮食专家建议

早餐吃水果吸收效果是最好的，建议准妈妈每天吃三种以上水果，如苹果、香蕉、猕猴桃等。这个时候补充叶酸的同时也应增加锌的补充，可以在两餐之间吃些香蕉、花生、松子等富含锌的食物。虽然现在胎儿对营养的需求并不多，但准妈妈要从现在起，养成不挑食、不偏食、均衡饮食的良好习惯。

准妈妈每日热量需求

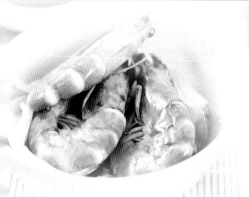

准妈妈每日热量需求
孕早期需要摄取9414千焦；孕中、晚期需要摄取10460千焦
1千卡=4.184千焦耳
碳水化合物产生热能=4千卡/克
蛋白质产生热量=4千卡/克
脂肪产生热量=9千卡/克
例如：1碗米饭100克（2两）
它的热量=100×4=400千卡

怎样测算食物的热量

事实上，要将食物热量精确计算出来是很难的，大多数时候我们是采用近似值的方法，以376.6千焦（90千卡）为一个计算单位举例。

主食：1/4碗（普通大小）米饭，1/2碗稀饭或1/2碗面条≈376.6千焦（90千卡），

两个馒头≈1046千焦（250千卡）。

蔬菜：600克的任何蔬菜≈418.4千焦（100千卡）。

水果：300克西瓜、2个橘子≈418.4千焦（100千卡）。

肉类：37克瘦肉、20克肥肉≈418.4千焦（100千卡）。

蛋类：1个煮鸡蛋≈335千焦（80千卡），1个煎荷包蛋≈502千焦（120千卡）。

常见食物热量表

食品名称	千卡/100克	食品名称	千卡/100克	食品名称	千卡/100克
粳米	348	猪肉(肥)	816	山药	67
小米	358	猪肉(瘦)	592	西蓝花	40
薏米	357	猪蹄	443	莲藕	70
面条	109	猪肝	130	豆角	31
馒头	208	牛肉(瘦)	106	番茄	20
玉米	336	酱牛肉	246	韭菜	29
豆腐皮	409	羊肉(肥瘦)	220	黄瓜	16
燕麦	350	鸭肉	353	冬瓜	14
黑豆	381	鸡肉	526	葡萄	58
豆腐	98	苹果	69	樱桃	58

本周
大事记

怀孕4周的准妈妈体内的胚胎刚刚开始着床，此时是极易发生流产的时期。因此在日常生活中要注意不提拉重物，把高跟鞋换成平底鞋。避免剧烈的运动，在这段时间里也应该禁止性生活，防止振动引起的胎盘滑落导致流产。在饮食方面，准妈妈可能会出现一些轻微的呕吐、恶心、食欲缺乏的现象，可多吃些蔬菜和水果以及核桃、大枣、蘑菇等，少吃油炸类食物，拒绝吃含有防腐剂的食品。

医院检查的情况

下次产检的时间

写给宝宝的话

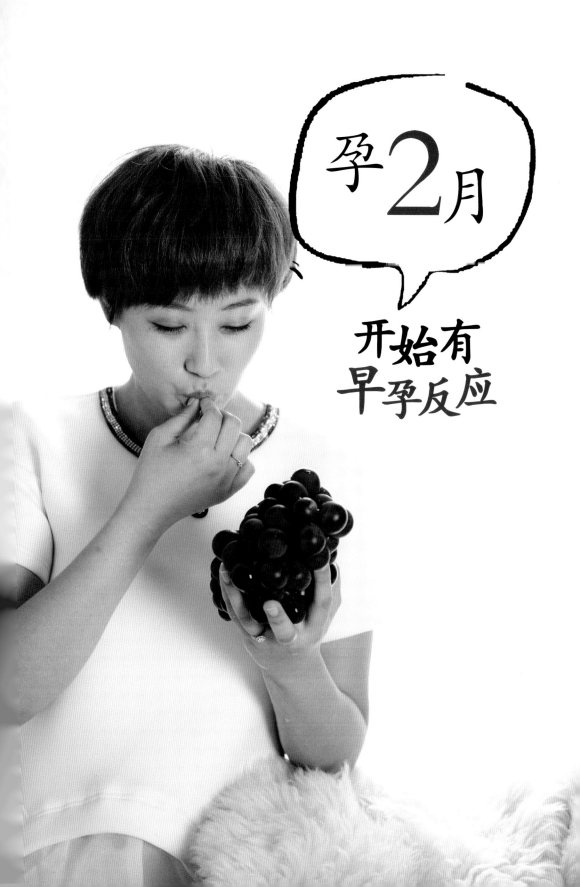

孕5周　胎儿心脏开始跳动

胎儿和准妈妈的变化

胎儿的变化

从形状上看，胎体可以分为身躯和头部。胎儿的背部有一块颜色较深的部分，这个部分将发展成为脊髓。孕4周时还蜷曲在一起的手脚到孕5周时有了新变化，像植物发芽一样伸展开来，神经管两侧出现突起的体节，体节将会发展成为脊椎、肋骨。

虽然通过超声波无法听到胎儿的心跳声，但毋庸置疑，胎儿的心脏在不停地跳动。尽管还没有形成心脏的轮廓，但已经有了由两个血管结合而成的心室。小小的心室像痉挛一样反复收缩，喷出血液。

准妈妈的变化

逐渐增大的子宫压迫膀胱，使准妈妈频繁产生尿意。乳白色的阴道分泌物也逐渐增多。此外，由于激素的影响，肚子或者腰部常处于紧绷状态，肠子的蠕动变得缓慢，从而容易引起便秘。

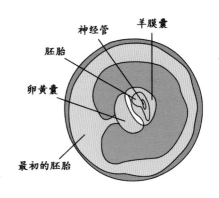

准妈妈会出现各式各样的早孕反应，恶心呕吐就是其中之一。恶心的情形因人而异，有的人在整个怀孕期间几乎没有恶心的感觉，但是，也有很多人从这个时期开始就出现严重的恶心、呕吐现象。恶心现象在空腹时尤为严重。有的准妈妈只要闻到某些食物的气味，就马上感到恶心甚至呕吐，准妈妈应该努力找到适合自己的改善恶心的办法。

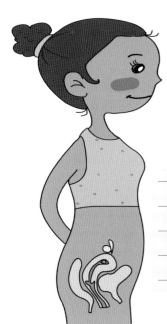

怀孕初期，准妈妈就像患了感冒一样全身无力、头痛、畏寒。即使不运动也常常感到疲劳。这是由于体内分泌大量的黄体酮而导致的现象，这时应该充分休息，保持轻松的心情。

本周细节备忘	
1	缓解早孕反应，放松心情
2	预防先兆流产，不宜性生活
3	保证睡眠质量

孕吐的应对策略

日常生活中这样调整

保持室内空气流通，新鲜的空气可减轻恶心的感觉。另外，准妈妈要远离油烟味，妊娠期最好让别人代劳煮饭做菜。远离较为呛鼻的气味，例如烟味、油漆味、鱼腥味等。穿着宽松的衣物，有助于缓解腹部的压力。睡觉时可将枕头垫高，减少食物反流的情形。早晨起床时不要突然起身，应该缓慢地下床。

合理使用止吐药

准妈妈经由饮食与日常生活作息的调整之后，若还是剧烈呕吐，则可与保健医师进行沟通，考虑是否需要服用止吐的药物。一般来说，"早孕反应"是孕期的正常生理现象，并不是疾病，避免使用药物治疗，应该从饮食、生活作息方面加以调整，保持心情的舒畅，才是最正确的处理方式。实在严重的话，可以在医生的指导下服用维生素B_6和铁剂，可减缓恶心等不适。

饮食上支几招

吃易消化的食物：应该充分补充因呕吐而流失的水分。要多喝白开水、果汁、汤等。如果有凉菜，最好吃凉菜，而热菜最好趁热吃。

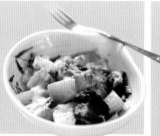

利用酸味提高食欲：所有的食物最好都少量摄取。有食欲时，不管什么都要少吃，而且要细嚼慢咽。人在吃喜欢的食物时心情就会比较舒畅，因此还能勾起对其他食品的食欲。但是不要同时食用固体食品和液态食品，一定要间隔一段时间后再食用。

适当吃些小零食：饼干、面包及苏打饼等食物可缓解孕吐的不适。酸奶和较热牛奶的气味小，有止吐作用，又能增加蛋白质的供给量，准妈妈可适量食用。准妈妈还可以将一些小饼干放在床头，早上起来之前吃一两块，如果半夜醒来，吃一小块饼干也有助于防止早上呕吐。

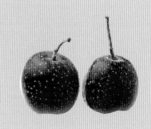

学会让自己休息

怀孕后，准妈妈的子宫会逐渐增大，会给日常生活带来诸多不便，比如睡觉时会觉得累，这时准妈妈可抱着长形的抱枕选择侧卧，就会比较舒服。当仰卧睡觉时，可以将枕头垫在头侧或腰侧，身体稍稍倾斜，就可以使准妈妈舒服很多。睡觉前，进行伸展运动或稍加按摩，能缓解准妈妈身体的紧张和疲劳。

合理安排工作

有些女性由于担心怀孕影响工作而不敢告知单位，其实这种做法并不明智。想一想，当你告诉领导你怀孕了，领导更多考虑的是你的工作任务怎样保证。如果你能及时地告知，领导可以有充足的时间来调整、安排工作。如果你是个优秀的员工，相信公司也不会因为产假的问题而难为你。

这一时期准妈妈要特别注意做工作记录，将工作明细列清楚，以便将来接手你工作的同事很快地熟悉你的工作，这样，即使你有什么特殊情况需要尽快离岗，接手的人也不至于一头雾水，你也可以安心地办自己的事情。

怀孕6周之后，准妈妈确认自己的胎儿情况比较稳定，就可以告诉同事和领导了。同事之间，特别是要好的同事都会对特殊时期的你给予照顾和关爱。爱抽烟的同事也会比较理解地躲到别处去"吞云吐雾"。

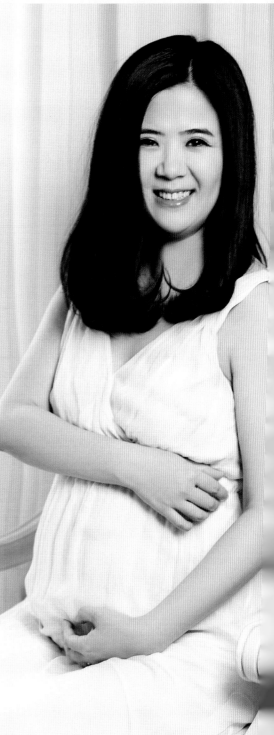

这些有害辐射要远离

微波炉

微波炉会给准妈妈带来危害，尤其是在孕早期，有可能会导致胚胎的畸形。即使质量好的微波炉在门缝周围也会有少量的电磁辐射，准妈妈一定要注意远离家中的微波炉，最好不要使用。

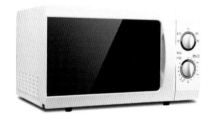

复印机

准妈妈使用复印机时，身体与机器相距60厘米为安全距离。市面上较新型的复印机把有辐射的部分装在底盘上，这种辐射对身体危害较小。

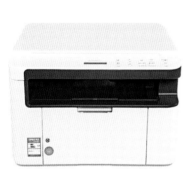

电吹风

电吹风辐射量非常大，准妈妈最好不要使用。可以用其他的干发方法，如尽量将头发擦干，再用干毛巾将头发包起来，这样能使头发加速变干，防止受凉。

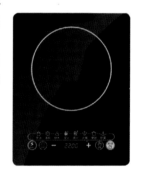

电磁炉

尽量避免使用电磁炉。如需要用，开启后立即离开2米远，同时使用电磁炉专用的锅具，减少电磁外泄，或使用能盖住整个炉面的大锅，阻隔电磁波发出的能量。用完后需及时切断电源。

电脑的辐射虽然没有以上家电辐射大，但准妈妈也需要注意。长时间坐在电脑前，将会影响准妈妈心血管、神经系统的功能，盆底肌和肛提肌也会因劳损而影响自然分娩。

规避辐射危害支几招

家电不要集中放置

家用电器集中摆放容易使人受到双倍或多倍的辐射危害。一般情况下一种电器的辐射可能是人体能够承受的，但是如果在一个相对集中的环境中同时使用两种或多种电器，势必会超出人体能够承受的范围。因此，建议电脑、电视、电冰箱等分开摆放，并且不宜摆放在卧室中。

条件允许的情况下建议用玻璃容器或塑料容器盛水放置在辐射源边，可有效降低辐射强度。特别注意：盛水的容器不可使用金属的。

使用电脑后及时清洁手和脸

准妈妈养成这种好习惯，可以有效避免暴露着的肌肤色素沉着、产生斑疹或引起其他皮肤病变等。

多吃能抗辐射的食物

在饮食方面，准妈妈要注意多食用富含维生素A、维生素C和蛋白质的食物，加强机体抵抗电磁辐射的能力。

比较常见的食物有番茄、西瓜、红葡萄、杏、番石榴、木瓜、紫苋菜、黑芝麻等。

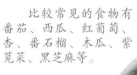
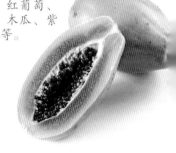

使用防护服

防护服包括外衣、马甲、围裙、孕妇装等，由特殊纤维制成，具有较好的防电磁辐射、抗静电作用。

尤其是有微波炉的家庭，最好配备防护围裙，如果接触电器设备，准妈妈可以穿上防护肚兜或防护装。

减少开机时间

建议准妈妈在不用电脑、不看电视的情况下，及时关机，以减少不必要的辐射伤害。

什么情况下需要保胎

保胎必须是在胚胎存活的情况下才能进行。在最初怀孕的3个月内，虽然存在着流产的风险，但好的胚胎一般不会流产。

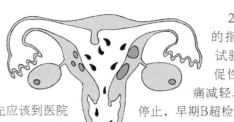

1.当发现阴道出血时，首先应该到医院确诊出血的原因，排除宫外孕和宫颈疾病的可能性，只有确定是宫内先兆流产时才有保胎的必要。

2.必须有胚胎存活的指征。比如尿妊娠试验阳性，血绒毛膜促性腺激素阳性，腹痛减轻，阴道流血减少或停止，早期B超检查有胎芽发育及胎心反射等，可以进行保胎。

预防孕期流感

流感在整个孕程当中是常见病，对胎儿的危害极大，可导致流产、早产、死胎、畸形。建议准妈妈从孕早期就要引起重视。准妈妈怀孕期间身体的抵抗力会有所下降，因而属于易感染和高发人群。

注意卫生

注意口腔和双手的卫生，常洗手和用淡盐水漱口。保持良好的空气流通、环境卫生等，如有必要，需要定期消毒。

保持良好的生活习惯

保持良好的作息与饮食习惯。不要过度劳累，多吃新鲜的果蔬。

加强户外锻炼

适当的户外活动可提高准妈妈的机体免疫力与适应季节变化的能力。

避免去拥挤的地方

准妈妈应尽量避开公共场所，尤其是在每年流感的高发季节，外出时记得戴上口罩。

孕5周的营养跟踪

本周营养重点

第5周，从外表来看，别人很难看出你已经怀孕了，实际上，在你的子宫里胚胎却在迅速生长。 很多准妈妈在本周以前没有任何不适，反而会食欲旺盛，食量增加。如果有轻微的恶心、呕吐，可以采取少食多餐的办法。每天至少摄入150克的糖类和50克脂肪，这样才能保证必需的能量。

要补充开胃的食物

准妈妈的孕吐反应有轻有重，如果孕吐很厉害，就会影响食欲，也就直接减少了供给胎儿的营养，所以，要打开准妈妈的胃口，吃些开胃的食物。酸味能刺激胃分泌胃液，且能提高消化酶的活性，促进胃肠蠕动，增加食欲，有利于食物的消化与吸收，准妈妈可以适当吃些。

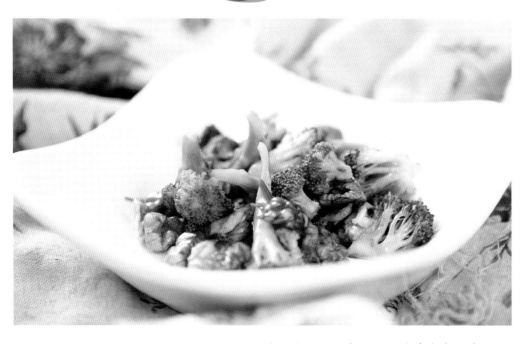

孕吐期间的饮食应以"营养丰富、清淡可口、容易消化"为原则。要随时补充水分，以防出现脱水或电解质不平衡的现象。如果孕吐严重，导致不能进食，则需要住院输液止吐。

本周
大事记

　　本周的重点是预防流产和缓解孕吐。这一阶段，大多数的准妈妈都有不同程度的早孕反应。

　　这个阶段，要继续补充叶酸，尽量多吃些绿叶蔬菜，持续补充蛋白质。以愉悦的心情写怀孕日记。尽量避免惊吓或打击。外出时，最好穿休闲舒适的服装，穿平底鞋或防滑鞋。

　　避免剧烈运动，同时不要做容易对腹部产生强烈冲击的动作。缓解恶心的饮食方法，恶心的症状一般始于怀孕4周前后，到怀孕4～5个月自然消失。

医院检查的情况

下次产检的时间

写给宝宝的话

孕6周 胎儿快速发育

胎儿和准妈妈的变化

胎儿的变化

从怀孕第6周开始，胎儿逐渐呈现雏形。尽管还拖着小尾巴，但四肢已开始像植物发芽一样长出来，能看到明显的突起。面部的轮廓也逐渐显现，已形成了眼部的两个突起、耳朵的两个孔、嘴和鼻子的小缝隙。沿着胎儿脊椎，神经管闭合，并且在神经管一端形成了初期的脑室。同时，心脏管融合并开始收缩。此外，肝脏和胰脏、甲状腺、肺等器官也开始呈现出原始的形态。

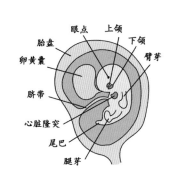

准妈妈的变化

准妈妈的子宫逐渐增大，体重也略有增加，但是腹部尚未隆起。怀孕第6周开始，食物到达肠胃的速度会减慢，并且子宫增大，会压迫胃。此时胃和十二指肠内的食物容易沿着食管逆流，导致胸闷，容易造成消化不良，从而引起便秘。准妈妈有时会莫名其妙地出现腹部疼痛。

有的准妈妈在怀孕初期容易出现头痛症状，但是怀孕3个月后这种现象会自然消失。出现头痛时不能擅自服用止痛药，一定要和医生商量后，采取适当的措施，或者按照医生的处方用药。

本周细节备忘	
1	不要提重物，在逛街或购物时，重物尽量让身边的人拿
2	不要长时间站着做事情，那样会给腰部和腹部带来压力
3	多准备一些坚果类小零食。坚果类是对胎儿大脑发育很有帮助的零食

了解孕期产检安排

1．在正常情况下，整个孕期要求产检9～13次，分为3个阶段，即孕早期、孕中期、孕晚期。

2．通常情况下，怀孕12周就应该到医院建卡，首次进行全面检查。

3．孕中期的检查频率为每4周1次。

4．孕晚期为每2周1次，在36周以后准妈妈、胎儿变化快，容易出现异常，就应该每周检查1次，直至分娩。

■ 12周以内

建立保健手册，常规保健检查。包括血常规、尿常规、遗传咨询、TORCH感染筛查、乙肝三对、肝功、肾功、血型全套、B超检查、梅毒、艾滋、丙肝筛查

■ 11～14周

NT检查

■ 14～20周

唐氏综合征筛查

■ 18～24周

四维彩超（大畸形）、染色体检查（听取医生建议）

■ 24～30周

糖尿病筛查

■ 34周后

每次检查可做胎心监护

■ 30～36周

肝功复查、肝胆酸（皮肤瘙痒者必须进行）、甲状腺功能、抗A或抗B效价、胎儿电子监护、心电图

■ 36周以后

B超检查、脐血流S/D比值测定、胎盘功能检查、胎儿生物物理评分

检查包括常规项目或依照个人不同情况的特殊检查项目。发现准妈妈或胎儿有异常情况时，应根据情况入院或增加门诊检查次数。

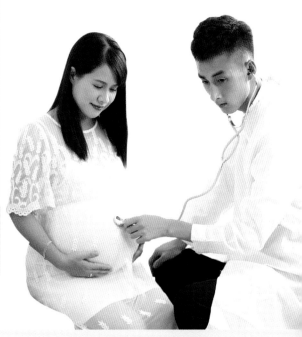

不宜进行性生活

在怀孕前3个月，胎盘还没有分泌出足够的维持妊娠的激素，胚胎组织附着在子宫壁上还不够牢固，若在此期间性交会引起盆腔充血、机械性创伤或子宫收缩而诱发流产。妊娠4个月后，胎儿发育加快，羊水量增多且张力加大，过多或粗暴的性交可使胎膜破裂、羊水流出而流产。

保持口腔卫生

早晚必须各刷一次牙。餐后及时漱口。刷牙可根据自己的情况来选择牙膏，如果有龋齿，要选用含氟或含锶的牙膏；齿龈出血、水肿者，宜选用消炎止血的药物牙膏；若是由于吃酸性零食过多而引起牙齿过敏，可以选用脱敏牙膏。

当需要拔牙或治牙时，一定选择在怀孕的3个月以后、7个月以前的时间进行。因为在怀孕的前3个月容易诱发流产并加重孕吐；而在怀孕7个月后，身体笨重不便与医生配合，并且有引发早产的可能。非治疗上必需，一定不要拍牙齿X光片。必须拍时，应在腹部围上"铅橡皮围裙"，以防放射线危害准妈妈和胎儿。

孕期接触致畸物对胎儿的影响

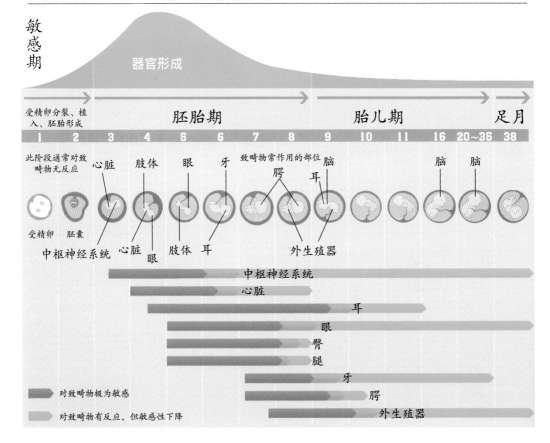

敏感期

器官形成

受精卵分裂、植入、胚胎形成

| 胚胎期 | 胎儿期 | 足月 |

| 1 | 2 | 3 | 4 | 5 | 6 | 7 | 8 | 9 | 10 | 11 | 16 | 20~35 | 38 |

此阶段通常对致畸物无反应

心脏　肢体　眼　牙　致畸物常作用的部位 脑　腭　耳　　脑　脑

受精卵　胚囊
中枢神经系统　心脏　眼　肢体　耳　　外生殖器

中枢神经系统
心脏
耳
眼
臀
腿
牙
腭
外生殖器

对致畸物极为敏感
对致畸物有反应，但敏感性下降

胎停育怎么办

孕早期阶段，受精卵还没有"发好芽"，它随时可能停止发育，发生"胎停育"。所以准妈妈一定要小心呵护。

一旦发生胎停育，准妈妈的妊娠反应逐渐消失，主要出现以下症状：

无呕吐反应	准妈妈不再有恶心、呕吐等早孕反应
阴道出血	一般阴道会出血，常为暗红色血性白带，量少，不超过月经量，这是因为胎死腹中，排出胚胎
下腹痛	下腹开始坠痛，有排便感，有时候会剧痛，腹痛是就诊时最主要的症状

引起胎停育的原因

内源性激素不够

胚胎早期发育的时候，需要三个重要的激素水平，分别是雌激素、孕激素、绒毛膜促性腺激素，如果母体自身的内源性激素不够，就会造成胚胎的停育。

免疫因素

由于胎儿是父母遗传物的结合体，与母体不可能完全相同。母亲和胎儿之间免疫的不适应会引起母体对胎儿的排斥。如系统性红斑狼疮、皮肌炎等；如果准妈妈自身有某种抗体，就会抵制胚胎的发育。如抗精子抗体、抗卵巢抗体等。

子宫异常

子宫的内环境和整体的环境都有可能对胚胎有影响，内环境就是子宫内膜，如果太薄、太厚都会影响着床，子宫畸形也不会发育。

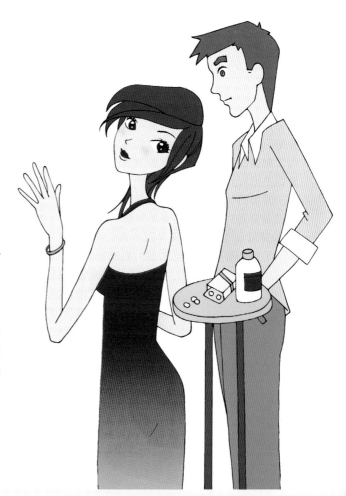

染色体异常

夫妇双方染色体都正常，但在胚胎发育过程中出现染色体异常。如女性年龄大于35岁，卵子老化、易发生染色体不分离，导致染色体异常；还有不良环境的影响，如有毒化学物、放射线、高温等也可能引起胚胎染色体异常。

生殖道感染

母体发生感染后病原体可能通过血行使胎盘感染，引起绒毛膜和毛细血管内皮受损，破坏胎盘屏障，病原体进入胎儿体内，从而导致流产、胚胎停止发育及胎儿畸形。

其他因素

母体接触了有害物质，如放射线或大量电磁辐射，服用一些药物、吸烟、酗酒、感染了病毒和患有某些慢性病等。

本周细节备忘	
1	注意个人卫生，防止生殖系统的感染
2	注意远离不利身心健康的环境
3	怀孕6~8周最容易胎停，要密切观察，做好保胎工作
4	平日里避开生活中的辐射源，减少使用手机、电脑的时间
5	如果有少量流血、腹痛、呕吐突然减弱，去医院做个B超诊断一下，及时保胎

避免孕早期流产

保持良好的情绪

不良的情绪是导致流产的重要因素之一。让准妈妈保持良好的心情和精神状态，准爸爸要多一份体谅，多一份关怀和呵护。

怀孕期间学会调适自己的心理和情绪，可以和丈夫多寻找一些轻松浪漫的话题。

远离病毒感染

病毒感染引发的高热会引起子宫收缩导致流产，准妈妈要避免去人多的地方，保持环境卫生，远离病毒感染。

摄取均衡的营养

不吃辛辣的食品，尽量少食多餐，避免肠胃不适。

防止外伤

准妈妈出门最好穿平底鞋；孕早期尽量不要外出旅游；远离振动的工作环境；做家务时避免危险性动作。

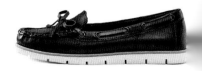

孕6周的营养跟踪

本周营养重点

进入第6周了，由于早孕反应、进食不足产生酮体，准妈妈易出现食欲缺乏、轻度恶心和呕吐的症状，这时可以多吃粗粮等含糖较多的食物，以提高血糖，降低酮体。在这段时期宜多吃鱼，因为鱼营养丰富，滋味鲜美，易于消化，特别适合孕早期食用。为了防止恶心、呕吐，要少食多餐，少吃油腻和不易消化的食物，多吃稀饭、豆浆等清淡食物。可以在起床和临睡前吃少量面包、饼干或其他点心。

在饮食上，应选择清淡可口和易消化的食物。准妈妈可多吃核桃、黑木耳等，它们会有助于胎儿神经系统发育。核桃仁含丰富的油脂及蛋白质、膳食纤维、胡萝卜素、维生素B_1、维生素B_2、烟酸、铁、维生素E等，是一种健脑益智的美味食品。黑木耳含有丰富的蛋白质、铁、磷等健脑需要的营养素，其中维生素B_2含量较蔬菜高得多。

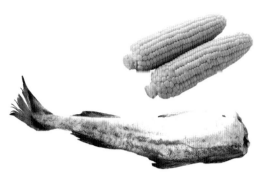

在外就餐时应该怎么吃

■ 注意卫生

应选择干净整洁的餐馆就餐。用餐时，应注意食物的保鲜状况。对于有包装的食品，要注意看保质期限，选择有食品检验认证的食品。

■ "三低"原则

即食物要"低盐、低油、低糖"。在餐馆里点餐，应选择口味较清淡的菜品，或告诉厨师给自己点的菜少放盐、油。

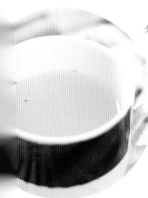

便秘通常是因为水分缺乏而形成小而硬的大便，无法顺畅地排出体外。准妈妈必须及时补充水分。水分摄取量一般情况每天以2～3升为准，选择优质水、纯净水或矿泉水都可以。为了避免肚子受凉，应饮用温水。

■ 选择合适的烹饪方式

油炸食物不仅热量及油脂含量高，还含有有害物质，准妈妈要少食用。应多选择蒸、煮、炖等方式烹制出来的食物。

本周胎教

保持快乐的心态

晋级为准妈妈的感觉相当不错，但是随之而来的身体不适也很严重，这个时间准妈妈要保持快乐的心态，要提醒自己，胎儿喜欢妈妈开开心心的，这是最重要的。

进行微笑胎教

愉悦的情绪状态可促使大脑皮层兴奋，使血压、脉搏、呼吸、消化液的分泌均处于相互平稳、相互协调的状态，这样有利于准妈妈的身心健康，改善胎盘供血量，促进胎儿健康发育。微笑也是一种你给予宝宝的胎教方式。准妈妈每天都要开心一点，经常露出你会心的微笑。虽然腹中的胎儿看不见妈妈的微笑表情，但他们可以感受到妈妈的喜怒哀乐。所以准妈妈不妨多多微笑。爱笑的妈妈生下来的宝宝也会爱笑的。

不仅准妈妈要常常微笑，准爸爸也要经常微笑，因为准爸爸常常影响着准妈妈的情绪。准妈妈良好的心态，传递给腹中的胎儿，胎儿也快乐。

胎儿受到了这种良好的影响，生理、心理各方面才会健康发育。

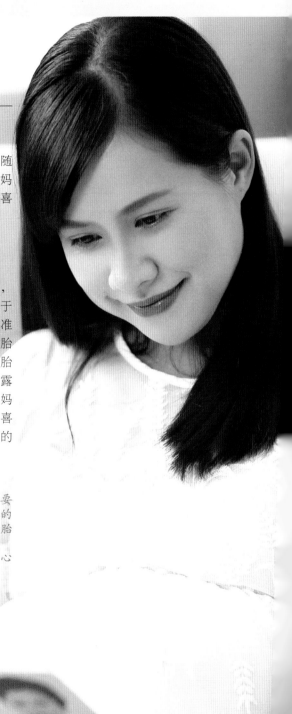

本周
大事记

　　注意休息，每天至少保证8小时睡眠，但不要一味地赖在床上，散步等活动还是很有必要的。这一时期比较容易流产，像搬重物等剧烈运动，准妈妈都不要去做了，建议做家务及外出的次数也要尽可能减少。

　　这个时间段上，胎儿的大脑和内脏处在形成时期，准妈妈不能乱用药物，不要随意接受X射线检查，注意避免感冒的发生。由于早孕反应和体质上产生的变化，可能会导致准妈妈疲惫不堪、焦躁易怒。这时要放松精神，该放的就放一放，别给自己施加压力，注意调节、控制，可以多听听音乐和做一些平时喜欢的事情。

医院检查的情况

下次产检的时间

写给宝宝的话

孕7周　胎儿心脏完全形成

胎儿和准妈妈的变化

胎儿的变化

本来只有雏形的脸部变得更加清晰。突起的鼻子已经在一张一合地运动，能很清楚地看到小黑点一样的眼睛和鼻孔。心脏明显地分化为左心室和右心室。以每分钟150次的速度跳动。胎儿的腹部形成了肝脏的突起，而肺部形成了支气管。胃和肠初现雏形，同时形成了盲肠和胰脏。

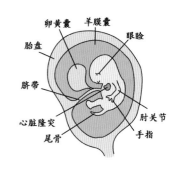

卵黄囊　羊膜囊
胎盘　　　　　眼睑
脐带
心脏隆突
尾骨　　　　肘关节
　　　　　　手指

准妈妈的变化

怀孕7周后，随着子宫的增大而压迫膀胱，很容易导致频尿，有时还会伴随排尿不畅。这种现象将持续4个月，直到子宫移位到膀胱的上面。频尿本身虽然并不是什么严重的问题，但是排尿时如果出现疼痛，就应该当心是否患有膀胱炎。平时要注意卫生，尽量不要憋尿。

孕早期尿频没有尿痛、尿急的感觉，更没有疼痛的症状，与尿路感染有本质的区别，并且怀孕后，小便次数增多并不是非常明显。

本周细节备忘	
1	节制性生活：在孕早期，胎盘的附着尚不牢靠。宫缩非常容易导致流产，所以孕早期性生活应谨慎
2	摄取均衡的营养：远离烟酒，远离易造成流产的食物
3	不要穿紧绷的衣裤：腹中的胎儿不断地成长，一定要避免穿着过紧

保持外阴部的清洁

准妈妈除了清洗全身以外，最重要的是外阴部位的清洗。因为怀孕后阴道分泌物增多，有时会感觉痛痒，所以一定要每天清洗。此部位最好用清水洗，尽量少用洗剂，避免坐浴，也不要冲洗阴道，否则会影响阴道正常的酸碱环境并引起感染。

怀孕早期的睡姿

妊娠早期，准妈妈的身体变化不大，胎儿在子宫内发育仍居在母体盆腔内，外力直接压迫或自身压迫都不会很重，不必过分强调准妈妈的睡眠姿势，可随意选择舒适的睡眠体位，如采取仰卧位、侧卧位均可。但要注意的是，要养成良好的睡眠习惯，早睡早起，不熬夜，以保持充沛的精力。

怀孕以后，为了给胎儿创造一个良好的环境，一定要保证充足的睡眠时间。每晚睡眠最少8～9小时，每日午间最少也要保证1～2小时的睡眠，但时间不宜过长。

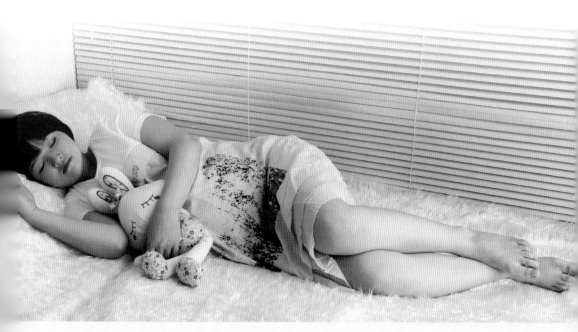

谨慎宫外孕

腹痛

腹痛为妊娠输卵管破裂时的主要症状，发生概率很高，约为95%，常为突发性下腹一侧有撕裂性或阵发性疼痛，并伴有恶心呕吐。刺激膈肌时可引起肩胛部放射性疼痛，当盆腔内积液时，肛门有坠胀和排便感，对诊断宫外孕很有帮助。

如果准妈妈有腹痛的症状，一定要重视。

阴道不规则出血

阴道出血是因子宫内膜剥离或输卵管出血经宫腔向外排放所致。出血呈点滴状，深褐色，量一般不超过月经量。腹痛伴有阴道出血者，常为胚胎受损的征象。只有腹痛而无阴道出血者多为胚胎继续存活或腹腔妊娠，应提高警惕。

晕厥与休克

这是由腹腔内急性出血和剧烈疼痛所导致的。出血愈多愈快，其症状出现愈迅速愈严重，可引起头晕、面色苍白、脉细、血压下降、冷汗淋漓，因而发生晕厥与休克等危险。如发现上述症状，家人应及时将准妈妈护送到医院治疗，以免错过抢救时机。

小心别感冒

预防感冒

怀孕后感冒有很多弊端，不能吃药打针，身体感到很不适。所以，为了预防感冒，准妈妈要注意下列几点：

一般来说，孕早期感冒对胎儿的影响相对较大。因为此期间是胎儿各个器官发育形成的关键时期，流感病毒或感冒药物都有可能使这个时期的胎儿致畸，如胎儿先天性心脏病及兔唇、脑积水、无脑和小头畸形等。

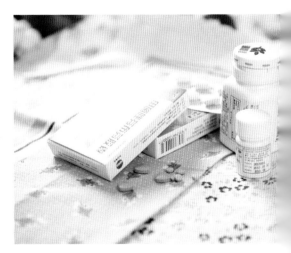

感冒治疗与用药

一般的感冒症状较轻者，不必服药，休息几天就会好转。如果病情到了比较严重的程度需要服药，一定要在医生的建议和指导下进行。

■ 轻度感冒

可选用板蓝根冲剂等纯中成药，并多喝开水，注意休息，感冒很快就会痊愈。

■ 感冒高热、剧咳

可选用柴胡注射液退热和纯中药止咳糖浆止咳。同时，也可采用湿毛巾擦浴，起物理降温作用。

感冒对胎儿的影响

准妈妈若是感冒，要分清楚是什么原因造成的，是在孕期的哪个阶段发生的，不同感冒病因和发病时期对胎儿的影响也不尽相同。

感冒分为普通感冒和流感病毒性感冒，如果只是普通感冒，主要表现为打喷嚏、鼻塞，也不发烧，症状较轻，无需服用感冒药，一般一个星期内可自行痊愈。这种情况下准妈妈感冒对胎儿是不会有什么影响的。

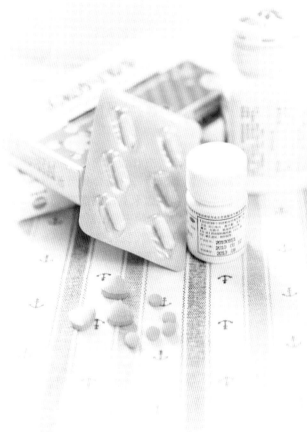

如果感冒症状比较严重，特别是持续高烧不退的，以及由流感病毒感染引起的感冒，就有可能对胎儿造成一定的影响。

这些影响来自：

流感病毒引起的感冒，可能导致流感病毒感染胎儿；

感冒严重时服用的药物可能会对胎儿有影响；

发烧对胎儿也会有一定的影响。

孕7周的营养跟踪

多吃能预防贫血的食物

本阶段对准妈妈来说，最容易缺乏的成分就是铁。如果怀孕初期服用补铁营养品，反而容易加重恶心和呕吐症状，应该尽量通过食物摄取铁质。富含铁质的食品有猪肝、鸡肝、牛肝、鱼类、贝类、豆类等。

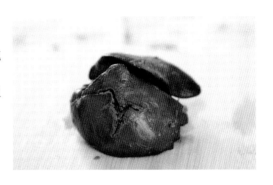

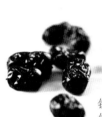

孕早期，准妈妈需要补铁15毫克/天，孕中期需要补铁25毫克/天，孕晚期需要补铁35毫克/天。通过饮食调整是避免贫血的最佳方式。

补充胎儿大脑发育的物质

人的大脑主要由脂类、蛋白类、糖类、B族维生素、维生素C、维生素E和钙这7种营养成分构成。脑细胞分裂活跃又分为三个时限阶段：孕早期、孕中期和孕晚期的衔接时期及出生后的3个月内。其中脂质是胎儿大脑构成中非常重要的成分。胎脑的发育需要60%脂质。脂质包括脂肪酸和类脂质，而类脂质主要为卵磷脂。胎脑的发育需要35%的蛋白质，能维持和发展大脑功能，增强大脑的分析理解及思维能力；糖是大脑唯一可以利用的能源；维生素及矿物质能增强脑细胞的功能。

食物预防和缓解便秘

■ 补充水分

便秘通常是因为水分缺乏而形成小而硬的大便，无法顺畅地排出体外。准妈妈必须及时补充充足的水分。水分摄取量一般情况每天以2～3升为准，最好饮用温水。

■ 食用富含膳食纤维的食物

膳食纤维主要存在于蔬果类、豆类、全谷类和菌类等食物中，不能食用过多，以免引起肠胀气。每日蔬菜、水果与谷类和豆类食物的比例应该是5：6。

准妈妈要养成定时排便的好习惯。排便时间要相对固定，一般可定在某一次进餐后为好。

■ 适当食用营养补助食品

改善便秘的营养品主要为乳酸菌。它含有抗菌物质和大量活性乳酸，具有帮助消化的作用。不过，准妈妈不要把食用营养品与吃饭等同，这只是辅助的作用。准妈妈在选择营养品的时候要注意质量，选择安全性高的产品。

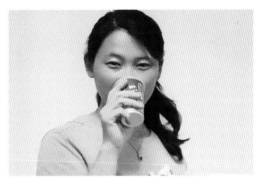

■ 胎儿最爱的食物

食物	营养素	食物来源	每日建议量	提醒
乳类	蛋白质、钙质、脂肪、糖类等	牛奶、酸奶、奶酪等	1～2杯（每杯250毫升）	如果无法均衡摄取各类营养素，可考虑孕妇奶粉
蔬菜类	矿物质、维生素及膳食纤维	蔬菜种类繁多，包括叶菜类、花菜类、瓜菜类与菌类	300～500克，其中绿叶蔬菜占2/3	多用凉拌或快炒的方式烹调绿叶蔬菜，尽量保留蔬菜中的营养
主食类	糖类、少量蛋白质、B族维生素及丰富的膳食纤维	米饭、馒头、面条、面包、玉米等	350～450克	偶尔吃些糙米、五谷杂粮或全麦馒头，以吸收更多的营养
水果类	丰富的维生素、矿物质、糖分	苹果、柑橘、西瓜、梨、桃等	200～400克	有妊娠糖尿病的准妈妈，要控制摄取量
蛋豆鱼肉类	蛋白质和脂肪	鸡蛋、豆类、鱼类、虾类、贝类、猪肉、牛肉、鸡肉、鸭肉等	200～250克，其中鱼类、禽类、蛋类各50克	准妈妈多吃鱼有好处，食用中小型鱼较安全
油脂类	主要提供脂肪	烹调用油和坚果	20～25克	炒菜时最好选择植物油，可以把坚果当零食

   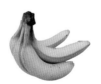

本周胎教

进行情绪胎教

　　想象的作用常常可以舒缓准妈妈的情绪，例如心理学上就有一种放松的方法是通过引导词的作用让人想象森林、海洋、海岛，从而引导人们通过想象放松心情，准妈妈也可以利用这种方法。找一张自己最喜欢的风景照片，想象自己置身其中的感觉，以达到舒缓情绪的作用。

进行优孕准备

　　适当的运动，简单的舞蹈，一些音乐舒缓的手语舞，在大自然中散步都非常有用，这段时间还应当保持适当的运动。在孕早期，随着宝宝的到来，可能会带给准妈妈不适。这种不适会影响到准妈妈的心情，所以准妈妈需要学习静心呼吸法，帮助保持平和、愉快的心情。

　　可别忘记了定期的产检，确保母子均安。

准备胎教用品

　　准备一张高质量的音乐光盘，几本介绍怀孕知识的书籍，此外，准备好一本胎教日记，这将是用10个月的时间给宝宝的诞生准备的一份最珍贵的礼物。这本饱含准妈妈和准爸爸的爱和关怀写就的日记，将是宝宝一生的珍藏。

　　这个时候准妈妈要不断地学习一些新的知识，同时还要尽量地做一些事情，缓解自己的心情，比如，把自己的焦虑说出来，把自己的压力说出来，多交几个好朋友，听听歌，到户外去散散步，都会帮助准妈妈减轻焦虑的情绪。

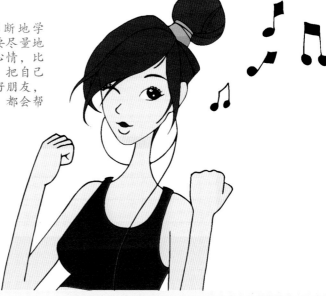

本周
大事记

　　怀孕7周的准妈妈可以采取较为随意的睡姿，尽量选择让自己舒服的体位，如仰卧位、侧卧位等都可以。但要注意的是，趴着睡觉或者搂着东西睡觉的不良睡姿要改掉。

　　此时，准妈妈早孕反应比较重，也会影响到自己的情绪。此时准爸爸应做大量的工作去帮助怀孕的妻子，应当理解妻子的心情，并稳定妻子的情绪，帮助妻子尽早克服早孕反应，使妻子得到充分的休息，放松身心，并一起度过最初的艰难时刻。

医院检查的情况

下次产检的时间

写给宝宝的话

孕8周 手臂和腿部开始细分

胎儿和准妈妈的变化

胎儿的变化

胎儿的脊椎已经变直，因此可以直立身体并能抬头。胎儿的双手放在腹部上面，向外弯曲双膝，姿势就像在游泳。此时已经完全可以区分手臂和腿，而且长度也有很大变化，手指和脚趾也成形了。胎儿的皮肤薄而透明，能清晰地看到血管。

胎儿的脖子上端形成了外耳，脸部形成了眼皮。开始显露出鼻子和嘴唇，同时开始形成睾丸或卵巢生殖器组织。

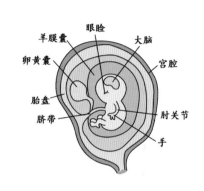

准妈妈的变化

怀孕前只有鸡蛋大小的子宫，已经变得拳头般大小。虽然外表上看不出怀孕的迹象，但是从此时开始，体重逐渐增加，而且腰部曲线也消失。穿以前的衣服，会觉得非常紧。有时下腹部还有又硬又胀的感觉。

怀孕3个月时，早孕反应加重。只要闻到异味就会呕吐，甚至把刚吃过的食物也全部吐出。掌握哪些是自己比较敏感的食物，注意避开敏感食物，对于想吃的食物，只能少量食用，并注意营养。

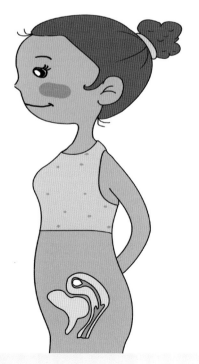

	本周细节备忘
1	预防流产，定期去医院接受检查
2	要继续补充叶酸
3	要制订均衡合理的饮食计划，特别是要保证蛋白质的摄入量

孕8周的生活指导

避免观看刺激性节目

不要观看恐怖电影或带有大量暴力场面的电视剧，准妈妈心理及精神上的压力和紧张会影响胎儿的发育，而孕2个月又是胎儿发育的关键时期，准妈妈一定要避免过度的精神刺激。

学会自我观察

注意自己是否有呼吸困难、心动过速、心胸疼痛等症状。一般来说，劳作后15分钟之内，心率可以恢复到劳作前的水平，则无心力衰竭的症状。如果准妈妈在工作或者劳动中，出现腹痛、阴道出血等，应及时卧床休息并去医院检查。贫血、多胎妊娠、有习惯性流产史、妊娠高血压综合征、产前出血、早产史者，要特别注意休息，避免疲劳。

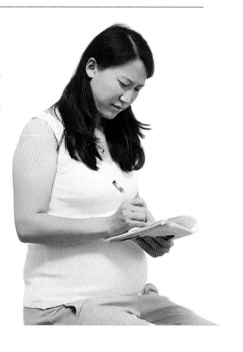

用文字记录下了一个小生命的孕育与诞生，是一件非常幸福的事。

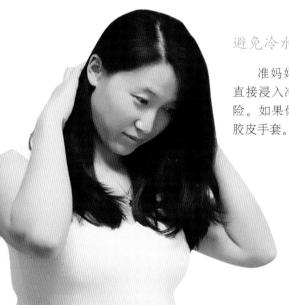

避免冷水刺激

准妈妈在洗衣、淘米、洗菜时不要将手直接浸入冷水中，寒冷刺激有诱发流产的危险。如果你家里没有热水器，最好准备几副胶皮手套。

保持一颗乐观的心，只有这样才能使腹中的胎儿愉快、健康地成长。

呼吸短促怎么办

呼吸短促的原因

孕期荷尔蒙的增加，尤其是黄体酮的增加，直接影响到准妈妈的肺部，并刺激脑部的呼吸中枢。在怀孕期间，每分钟呼吸的次数没怎么变化，每次吸入的空气量会明显增加，从而造成气短。

1. 在怀孕后期，由于增大的子宫对胸部横膈膜产生压力，准妈妈会感觉呼吸更费力，气短现象更明显，尤其是胎儿胎位比较高，或者是怀多胞胎的准妈妈。

2. 准妈妈贫血，身体不得不增大工作量来供氧。

3. 准妈妈有呼吸道疾病，例如哮喘和肺炎。

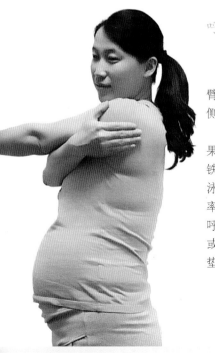

孕晚期喘不过气来很正常，但是，如果你同时还有以下症状，要立即去医院检查。

1	心跳加快，心悸或眩晕
2	哮喘加重
3	深呼吸时胸部剧烈疼痛
4	嘴唇、手指或脚趾附近发紫，或者脸色苍白
5	严重的呼吸不顺畅
6	感到自己缺氧
7	持续咳嗽，咳嗽时伴有发烧或寒战，或者咳嗽带血

尝试各种坐姿或躺姿，找出有助于呼吸顺畅的姿势。

呼吸短促的应对办法

觉得喘不过气来，就马上改变姿势，或者把动作放慢。

试试呼吸运动：站起来，深深地吸一口气，同时把手臂向外侧举和向上举。慢慢呼气，同时把手臂放回到身体两侧。配合呼吸，头部向上抬再向下看。

多吃富含铁的食物，例如瘦肉、深绿色蔬菜和深色水果，并确保摄入了充足的维生素C，以帮助吸收食物中的铁。从怀孕早期开始就进行有氧运动，例如瑜伽、散步、游泳等，可以增加呼吸和循环系统运作的效率。尝试各种坐姿或躺姿，找出有助于呼吸顺畅的姿势。采用半躺姿势入睡，或者采用侧睡姿势，并且在头下面多垫一个枕头来抬高头部。

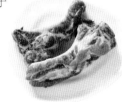

受争议食物大"平反"

螃蟹

可以吃，但不宜过量。螃蟹中含蛋白质、脂肪、碳水化合物、磷、铁和各种维生素等多种营养成分，有散淤血的功能，对身体有很好的滋补作用。

螃蟹不但味美，而且营养丰富，是一种高蛋白的补品，所以准妈妈可以吃，需要注意的是，螃蟹性寒，不宜过量。

兔肉

孕期不能吃兔肉，这是没有科学依据的。一直以来都流传准妈妈不能吃兔肉，认为吃了兔肉产下的孩子会有兔唇。这一说法流传范围极广，流传年代也颇为久远。其实准妈妈是可以吃兔肉的，从医学观念讲，兔肉营养价值高、易消化、含有高达24%的全价蛋白，丰富的B族维生素复合物，以及铁、磷、钾等，所以准妈妈是可以食用兔肉的。

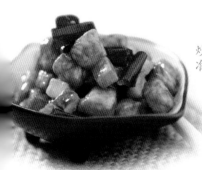

红烧兔肉、清炒兔肉都是不错的准妈妈餐。

咖啡

适量的咖啡（每天不超过200毫克）没有问题。适合的咖啡与胎儿先天性缺陷或是怀孕并发症并没有关系。一杯咖啡里含有的咖啡因量大约为200毫克。一罐可乐内咖啡因含量大约为35~55毫克，绿茶内的咖啡因含量大约为25毫克，一块巧克力的咖啡因含量大约为35毫克。

准妈妈在孕期每天喝适量的咖啡（不超过一杯）没有问题。

桂圆

桂圆具有养血安神的功效，准妈妈可以吃。桂圆味甘性温，具有补心安神、养血益脾的功效。既能补脾胃之气，又能补营血不足，单用一味熬膏，或搭配其他益气补血药物同用，可治气弱血虚之症。

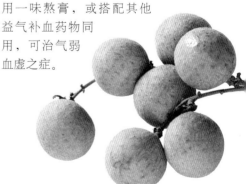

本周
大事记

　　处于早孕反应严重时期的准妈妈，异常的疲倦感会把人弄得烦躁不堪，这个时候不要太勉强自己，要听从身体的指挥，保证良好的休息。

　　孕期注意个人卫生很重要，准妈妈在洗澡时要注意：一是水温不要过高；二是不要时间过长；三是尽量淋浴，不提倡盆浴。

　　通常情况下，怀孕后需要进行的第一次正式产检应该是在孕期的第8~12周进行。在这一次产检中，你所选择的医院会为你建立一个孕期档案，这个档案将记录你孕期全程每一次的身体检查记录。

医院检查的情况

下次产检的时间

写给宝宝的话

孕**3**月

加油，平安度过
孕早期

孕9周　胚胎可以成为胎儿了

孕3月专家提示（9～12周）

怀孕9～12周，早孕反应症状开始消退，但早孕反应症状严重的准妈妈要持续到16周。

在本月有些准妈妈脸上或脖子上会出现黄褐斑，这是由怀孕时增加的黑色素细胞刺激所引起的，分娩以后，这种症状会消失或淡化。上班族准妈妈要尽量减少与复印机接触，并要适当增加摄入含维生素E的食物。准妈妈要注意自己的阴道是否出血，哪怕稍微有出血，也要去医院诊断。这个月要继续补充叶酸。

胎儿和准妈妈的变化

胎儿的变化

胎儿的尾巴开始消失，背部挺直。手臂逐渐变长，同时形成了手臂关节，所以可以随意弯曲，而且形成了手指和指纹。腿部开始区分为大腿、小腿和脚，同时形成脚趾。

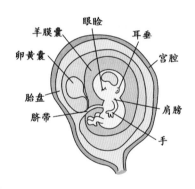

准妈妈的变化

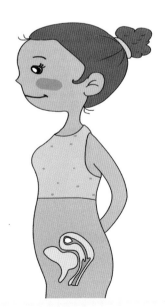

从怀孕第9周开始乳房会明显变大，有时还会伴随疼痛。这也是激素导致的结果，不用过于担心。随着子宫的增长，准妈妈会感觉到整个身体都在发生变化。下腹部和肋部开始出现疼痛，腰部也会逐渐酸痛。

怀孕初期并不需要吃得太多，但一定要制订均衡合理的饮食计划，特别是要保证蛋白质的摄入量。

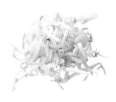

准妈妈如何睡个好觉

如果准妈妈睡眠不足，可引起疲劳过度、食欲下降、营养不足、身体抵抗力下降，增加准妈妈和胎儿感染的机会，造成多种疾病发生。一般正常人需要8小时的睡眠，准妈妈因身体发生一系列特殊变化，容易感到疲劳，可适当延长1小时，一般至少应保证8小时。

工作期间困了怎么睡觉

准妈妈要将疲倦嗜睡的症状和上司、同事都讲一讲，尽量得到他们的体谅。如果公司有空闲的小会议室，准妈妈在里面准备一把躺椅，困时就休息一会儿。如果没有，准妈妈可以带上小耳塞，在自己的座位上打个盹儿，切忌趴在桌子上睡，因为这样会压迫胎儿。

好睡姿有助于睡眠

孕期保持良好的睡姿很重要，孕早期因为腹部不是很明显，只要觉得自己舒服，睡觉的姿势不必刻意要求。但如果有胃灼热和恶心的感觉，可以选择右侧卧，这样能尽快排空胃酸，会比较舒服。到了孕晚期，左侧卧可能是比较舒适的睡姿。因为左侧卧不会压迫大静脉，对胎儿血液的回流有帮助。

孕9周的营养跟踪

增加蛋白质和热量的摄取

在这个时期，基础代谢量比怀孕前增加25%左右，准妈妈会快速消耗大量的热量，因此应该摄取充分的蛋白质和热量。

摄取必要的维生素

维生素是孕早期胎儿发育和准妈妈保持健康必不可少的营养素。准妈妈需要随时补充维生素A和B族维生素、维生素C、维生素D、维生素E等。

多吃益智类干果

经常吃一些核桃、松子、葵花子、杏仁、榛子、花生等干果类食物，这些食物富含大脑发育必需的脂肪酸，在胎儿大脑发育关键期，准妈妈可以当零食多吃点，对胎儿大脑的发育有很好的促进作用。

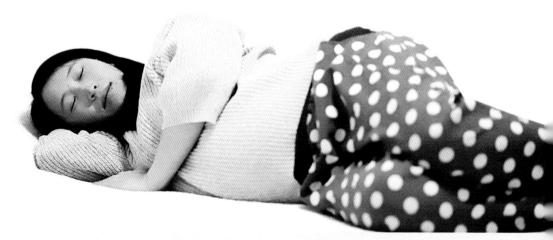

做B超确定胎心胎芽

一般情况，准妈妈要在5～8周去医院做一个腹部B超，确定胎心、胎芽、胎囊，都存在了，说明这是个活胎。如果到8周了，还没找到胎心，只能看到胎芽，胎芽发育如果不好，那我们过1周或5天，再做一个B超，确实找到了这三样东西，那这个胎儿就是健康的。如果准妈妈在上个月没有去医院进行全面检查并建档，这周必须要去了。

在建立准妈妈保健手册（卡）时，应进行一次包括血常规、尿常规、肝功能、肾功能、B超、体格检查等项目的全面身体检查。有病史的准妈妈还要加查心电图等项目。准妈妈在办理好保健手册（卡）后，可到选定的医院建立病例档案。

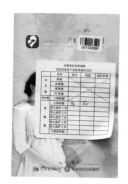

孕早期尿频怎么办

孕期尿频是否正常

尿频是孕期正常的生理现象，一般在分娩后几天消失，具体的表现为：

1.小便次数增多，白天解尿超过7次，晚上解尿超过2次，且解尿的间隔在2个小时内。

2.小便时没有尿急、尿痛、发热、腰痛等现象。

3.尿色正常，不浑浊，没有血尿现象。

尿频可能是其他疾病的征兆

糖尿病：如果出现多渴、多饮、多尿"三多症状"，并伴有体重不增长时，应及时就医，以排除妊娠糖尿病的可能。

尿路感染：如果在排尿时感到疼痛或伴有烧灼感，或者尽管有很强烈的排尿感觉，但是每次只能尿出几滴，准妈妈就应该去医院就诊了，因为这很可能是尿路感染的先兆。

尿频的应对方法

控制饮水	在临睡前1～2小时内不要喝水
少吃利尿食物	例如：西瓜、蛤利、茯苓、冬瓜、海带、车前草、玉米须等有很好的利尿作用，应避免多吃
避免仰卧位	休息时要注意采取侧卧位，避免仰卧位。侧卧可减轻子宫对输尿管的压迫，防治肾盂、输尿管积存尿液而感染
不要憋尿	憋尿会使膀胱被撑大，失去弹性
使用护垫	如果没能及时上厕所，就有可能尿在裤子上，使用护垫，就能避免这种意外发生。但是，一定要经常更换护垫，防止细菌感染

本周
大事记

对准妈妈来说，从这段时间起，便秘的现象开始频繁发生，而且越发顽固。所以，准妈妈在早晨起床之后可以空腹喝杯温水或者牛奶，平日饮食多吃些蔬菜、水果，让膳食纤维帮助肠胃蠕动，使排便变得自然通畅。另外，贫血的现象在这一阶段也可能频繁发生。在饮食方面要注意调节，多补充肉类、蛋白质类食品，多喝肉汤，多吃补血类食物等。

准妈妈是最容易出现牙齿疾病的人群，所以在怀孕期间应该注意保护自己的牙齿。

医院检查的情况

下次产检的时间

写给宝宝的话

孕10周　喜怒无常

胎儿和准妈妈的变化

胎儿的变化

胎儿从臀部到头部长30～40毫米。本周胎儿大脑的发育非常迅速。眼睛和鼻子清晰可见，双眼逐渐向脸部中央移动，胃肠也到达其最终的位置。胎儿的手腕和脚踝已经形成，能分辨出手指和脚趾。生殖器官已经开始形成，但仍不能分辨出性别。

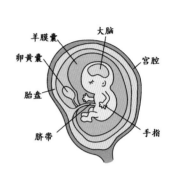

准妈妈的变化

准妈妈的形象开始发生很大的改变，乳房开始增大，需要更换大一些的胸衣了，腰围也开始变大。乳头乳晕色素加深，有时感觉腹痛，同时阴道有乳白色的分泌物流出。

为何怀孕期间控制不住情绪

怀孕之后雌激素、孕激素的水平都会快速地增加，准妈妈就容易出现焦虑的情绪，还有，当过准妈妈的女性都有这个经验，一旦知道自己怀孕了，各种担心就开始出来了，总担心胎儿是不是长得好，他是不是健康的。这些压力也会造成情绪发生变化，所以孕期准妈妈容易情绪激动。

准妈妈可能会发现在腹部有一条深色的妊娠纹，甚至面部也会出现褐色的斑块，不必太担心，分娩结束会逐渐消失。

如果准妈妈过度地压抑、过于紧张，那这个时候我们的胎儿在宫内通过一些激素水平的变化，胎儿会感觉到的，同时准妈妈本身的血流也会相应地减慢，对胎儿会有一些影响的，所以准妈妈一定要学会缓解自己的紧张情绪。

缓解焦虑的方法有哪些

首先要树立一个正确的怀孕观，这个时候准妈妈要不断地学习一些新的知识，同时还要尽量地做一些事情，缓解自己的心情。比如说，把自己的焦虑说出来，把自己的压力说出来，多交几个好朋友，听听歌，到户外去散散步，都有可能会帮助准妈妈减轻焦虑的情绪。

焦虑的表现

- ☐ 对大多数平时感兴趣的活动都失去了兴趣。
- ☐ 体重明显下降或增加正常体重的5%，食欲显著降低或增加。
- ☐ 每天失眠或睡眠过多，白天昏昏欲睡。
- ☐ 每天精神亢奋或萎靡不振。
- ☐ 每天感到疲劳，缺乏精力。
- ☐ 每天感觉自己没有价值，或者自责自贬。
- ☐ 每天注意力和思考能力下降，做决定时犹豫不决。
- ☐ 脾气变得暴躁，经常发脾气。
- ☐ 有自杀的意念或企图。
- ☐ 认为永远不可能再有属于自己的私人时间。
- ☐ 对朋友、邻居都很淡漠，几乎没有来往。
- ☐ 害怕离开家或独自在家。

孕期好心情4招

1. 保证每天和准爸爸的亲昵交流时间，获得丈夫的关爱。

2. 向亲人和朋友表达自己的情绪，将不良情绪及时宣泄出去。

3. 适度地上网，阅读育儿书籍，观看积极向上的电视节目，与其他准妈妈交流怀孕心得，分享怀孕的喜悦。向有过生产经验的同事、朋友咨询经验。

4. 将自己置身于积极、阳光的人群中，获得乐观的心态，抵御抑郁情绪。

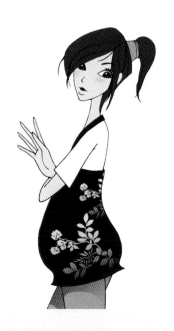

准妈妈衣服的选择

上衣

上衣的质料应该是柔软的纯棉面料或丝织品、麻织品等，式样宜简单宽松，穿着后双臂可以自如地活动。并且注意别束缚胸部，也不能压迫腹部，否则对胎儿的生长不利。鉴于这些衣服在孕期结束后就没有用处了，最好不要盲目添置太昂贵的服装。

新买来的衣服尤其是内衣一定要清洗并经阳光暴晒之后再穿用，这样可以减少接触有害染料的机会，被细菌侵害的概率可能也会低得多。

背带裤

背带裤是准妈妈较为喜欢的一种裤装。春夏时节，长裙较为合适，而秋冬季节最好穿长裤。

袜子

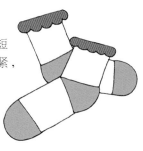

准妈妈的袜子，无论是长袜还是短袜，袜口都不要太紧，尤其是在妊娠后期。

胸罩

胸罩应选择前开扣式的，这样在检查时、喂奶时都比较方便。也可以选择有伸缩性的布料，从下向上戴的，以及肩带式或比较肥大的胸罩。

专用内裤

内裤也尽早穿专用的为好，专用准妈妈内裤腰身都比较高，不会勒在肚脐下方，对腹中的胎儿是一种保护。

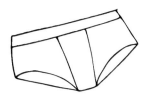

风衣

随时准备一件风衣，以备必须外出时穿着。另外，在孕妇装"难登大雅之堂"时，一件合身的宽敞的米色风衣，就是绝佳的外出服了。

不要这些看似卫生的不卫生习惯

由于孕期是一个比较敏感的时期，虽然不提倡洁癖，但是在平常的生活中确实存在被我们遗漏的卫生死角，建议准妈妈将这些问题重视起来，这将对顺利度过整个孕期起到一定的作用。

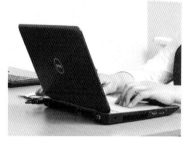

使用电脑后及时清洁手和脸可以有效避免肌肤色素沉着、产生斑疹或引起其他皮肤病变等。

用洁白干净的纸包裹食品

有些白纸在生产的过程中加入了漂白剂，食品与漂白剂接触后发生的一系列化学反应会产生有害物质，这些物质很容易污染食品。

用毛巾擦拭餐具

我们平时用来饮用、洗涤的自来水都是经过严格净化处理的，冲洗过的水果或餐具不会被水污染，而毛巾却是容易滋生细菌的地方，所以洗过的水果和餐具不建议用毛巾擦干。

将水果腐烂的地方挖掉一样吃

这一点已经引起了很多人的重视，吃腐烂的水果有导致人体细胞突变而致癌的危险。这里提醒准妈妈即便再昂贵的水果，只要有腐烂的地方，整个水果都不能再吃了。再者，水果储存到这种程度已无营养价值可言，里面大量繁殖的细菌和微生物反而会对人体造成威胁。

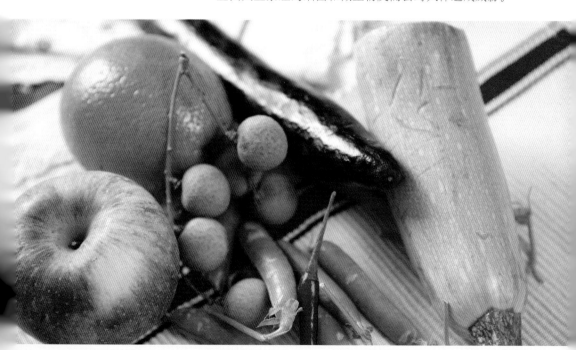

本周
大事记

　　准妈妈要根据自己的身体实际承受状况，对工作量力而行。一旦感觉身体出现异常，应及时在家休养，千万不可强打精神外出工作。如果所在单位有例行体检活动，要注意避免受到X射线的辐射。

　　居家休息时，要保证充足的睡眠，生活起居要规律，并且可以适当延长睡眠的时间。睡眠时，准妈妈可以自行选择较为舒适的体位，一般认为，左侧卧可以减轻子宫右旋对血管的压迫，有利于胎儿的血液循环和养料供给。

医院检查的情况

下次产检的时间

写给宝宝的话

孕11周　胎儿迅速成长

胎儿和准妈妈的变化

胎儿的变化

胎儿从头部到臀部长44~60毫米。此时的胎儿已经度过发育的关键期，受感染或药物影响的风险大大减小。此时完全形成了肝脏、肾脏、肠、大脑、肺等重要的身体器官，而且各器官可以发挥功能。现在可以看到胎儿手指甲和头发等细微部分。同时，外生殖器也开始发育。

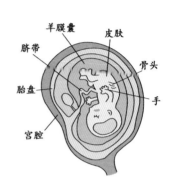

准妈妈的变化

由于血液循环加强，准妈妈的手和脚变得更加暖和，也会更容易口渴，这时期准妈妈一定要补充水分。子宫几乎占据了骨盆，耻骨上面的下腹部发生感觉上的变化，已经可以触及子宫底，并刺激膀胱，出现尿频症状。随着血液供给量的上升，可以观察到乳房附近的静脉呈青色。

减轻头痛的方法

准妈妈会在怀孕早期出现头晕及轻度头痛，这是一种常见的早孕反应。如果在怀孕6个月后出现日趋加重的头痛，伴呕吐、胸闷，或是有水肿、高血压和蛋白尿，就可能是患上了妊娠高血压综合征，要及时去医院接受治疗。疲劳是诱发准妈妈头痛的一个重要诱因，孕期每天最好睡个午觉，每晚保证8小时睡眠，尽量不要太久地做过于精神集中的事，如长时间看电视等。

在头上敷热毛巾

在头上敷热毛巾可以有效地缓解头痛。到户外晒晒太阳，呼吸一下新鲜空气，按摩一下太阳穴或抹点清凉油，都有助于缓解准妈妈的头痛。

充分放松身心

注意身心充分放松，去除可能的担心和不安的因素，避免身体受凉，也利于减轻头痛。

为睡个好觉支招

当躺下休息时，要尽可能采取左侧卧位。这样可减少增大的子宫对腹主动脉、下腔静脉和输尿管的压迫，增加子宫胎盘血流的灌注量和肾血流量，减轻或预防妊高征的发生。

如果醒来时发现自己没有采取左侧卧位，就改成左侧卧位；如果感到不舒服，就采取能让自己舒服的体位。

感到舒服的睡眠姿势是最好的姿势，不要因为不能保持左侧卧位而烦恼。每个人都有自我保护意识，准妈妈也一样。如果仰卧位压迫了动脉，回心血量减少导致供血不足，准妈妈会在睡眠中改变体位，或醒过来。

使用一些辅助睡眠的用品，如侧卧睡垫或靠垫。孕晚期准妈妈的腰部会承受较大的压力，所以需要特别的保护。舒适靠垫和睡垫，可以贴合准妈妈腰部的曲线，而且可以按摩腰部，减轻腰部压力，缓解腰部不适。

不要长时间站立或静坐；坐着时，不要靠在向后倾斜的沙发背或椅背上，最好是坐直身体。长时间站立和行走，会影响下腔静脉和腹主动脉供血。

不同时期不同的睡姿

准妈妈睡眠的姿势与母子健康关系十分密切，但也不要因为"准妈妈应该采取左侧卧位睡眠"，而降低了睡眠质量。其实准妈妈注意一些睡姿细节，保证好睡眠就够了。

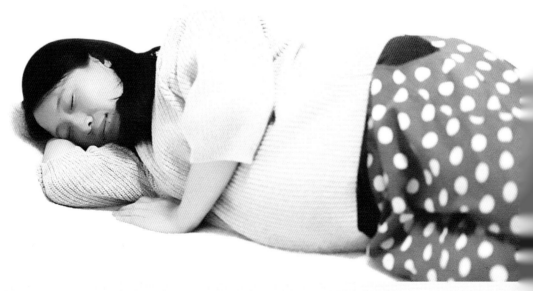

76

孕早期	早期准妈妈的睡眠姿势可随意，采取舒适的体位即可，如仰卧位、侧卧位
孕中期	此时期应注意保护腹部。若准妈妈羊水过多或双胎妊娠，采取侧卧位睡姿较为舒适。若准妈妈感觉腿沉重，可采取仰卧位，用松软的枕头稍抬高腿
孕晚期	此时期最好采取左侧卧位。下腔静脉位于腹腔脊椎的右侧，若右侧卧，子宫会压迫下腔静脉，血管受到牵拉，从而影响胎儿的正常血液供应

这些饮食习惯不要有

乱进补

有些人认为"吃补药总不会错"，于是擅自滥补人参、桂圆等大补元气之品，其结果有可能事与愿违，对母婴不利。一切温热、大补之品，准妈妈均不宜服。孕期进补应遵循医生的嘱咐进行。

吃太咸的食物

从现在开始，你需要减少食盐量，因为食盐中含有大量的钠。在孕期，如果体内的钠含量过高，血液中的钠和水会由于渗透压的改变，渗入到组织间隙中形成水肿。正常的情况下你每日的摄盐量以5～6克为宜。

吃辛辣有刺激性的食物

有的准妈妈喜欢吃非常辛辣的食物，觉得这样可以开胃，其实这样不好。辛辣刺激性食物经消化吸收后，可从胎盘进入胎儿的血液循环中，妨碍胎儿的生长发育，或直接损害某些器官，如肺、支气管等，从而导致胎儿畸形或者患病。

吃生鱼片

有的准妈妈经常食用生鱼片来补充营养。其实准妈妈最好少食或者不食用像生鱼片之类的鱼、肉类食品。因为这类食品所含的营养不易吸收，且未经过烹饪，病菌也不易被杀死，对胎儿和准妈妈都不利。

生吃鱼片对肝脏很不利，极易感染肝吸虫病，甚至诱发肝癌。

喝长时间熬制的骨头汤

动物骨骼中所含的钙质，不论多高的温度也不能溶化，过久烹煮反而会破坏骨头中的蛋白质。骨头上的肉熬久后，肉中的脂肪会析出，增加汤的脂肪含量。

本周
大事记

怀孕进行到第3个月时，对准妈妈来说是一个重要的转折期，这说明准妈妈已经基本上成功地度过了流产概率高的孕早期，而且准妈妈也逐渐适应了孕期生活。为了腹中胎儿的身体健康，从本周开始，准妈妈就要尽量避免吃过多油炸食物、味道浓重的香辣口味食物以及烟熏制品，如香肠、熏鱼等。不要吃高热量的食物或者太咸的食物，如巧克力、奶油、咸菜等；咖啡、可乐等饮料以及含有酒精成分的饮品都不能饮用，避免刺激胎儿。

医院检查的情况

下次产检的时间

写给宝宝的话

孕12周 孕早期要结束了

胎儿和准妈妈的变化

胎儿的变化

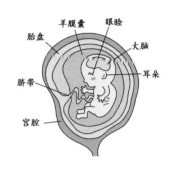

胎儿从头部到臀部60毫米，重12克左右。此时期胎儿会迅速成长，身体会长大2倍左右，其脸部结构已基本形成。虽然没有生成新的器官，但是巩固了几周前初长成的身体。

胎儿的肌肉已非常发达，可以在羊水中自由地活动，还会微笑、皱眉头。利用多普勒仪能清晰地听到胎儿的心跳声。

准妈妈的身体变化

随着子宫上移到腹部，膀胱的压迫会减轻，但是支撑子宫的韧带会收缩，因此容易导致腰痛。

从座位上站起身或突然改变姿势时，会出现晕眩症状。孕吐症状开始逐渐消退。当然，孕吐比较严重的准妈妈，还会持续到16周。由于产生了羊水，所以身体的重量进一步增加，肋部、臀部和腿部逐渐变得丰满。乳房继续增大，可能有长时间的疼痛感，在重量增加的同时也变得柔软起来。

11～14周要做NT检查

NT即"颈后透明带"的意思，指的是胎儿后颈部的透明液体。NT仅仅在胎儿11～13周才会有，正常情况下，到了14周，NT便会逐渐被淋巴系统吸收，变成"颈部褶皱"。在11～13周期间，NT越厚的胎儿，出生后患有心脏等疾病的概率就越高。当NT达到一个需要引起注意的厚度后，准妈妈就会被告知NT增厚。这个临界的厚度，各个医院不一样，一般来说，超过2.6就要格外注意了。做NT检查的时候，准妈妈不必憋尿，因为这个时候已经有充足的羊水了。NT检查是利用超声波进行扫描。

常规的B超检查主要关注胎儿的发育及大体结构，而随着经阴道超声的开展和普及，已经能够从更深层次关注胎儿各组织结构之间的比例关系，并且能通过定量分析检测指标来预测胎儿是否存在某种缺陷，尤其染色体异常。胎儿颈项透明层测定，已经成为产前筛查胎儿染色体异常最有效的方法之一。

79

准妈妈可适当补充铁剂

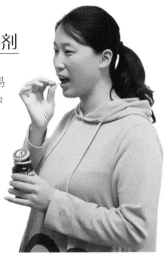

孕期容易缺铁，也容易产生缺铁性贫血，一般在孕中期的时候就要补充常规铁剂，现在市场上有很多孕期的铁剂，也可以就诊产科，让医生开药，孕期的用药最好是在医生的指导下服用。

准妈妈要及时补钙

一般来说，准妈妈每天需要有1200毫克的钙的供给，除了从食物中获收，还要额外再服用600～800毫克的钙剂，准妈妈可以把600～800毫克的钙剂分成2～3次服用。1次服用量尽量不要超过500毫克。

准妈妈可以适当吃些维生素D,可以促进钙的吸收。

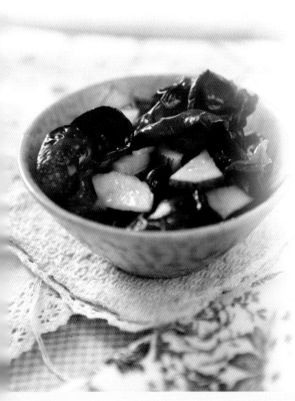

怎样吃，既能保证胎儿的营养，又不会发胖

在怀孕初期，3个月之内，饮食跟怀孕之前的区别不大，要少食多餐，食物方面相对吃清淡的、容易消化的。营养丰富且热量又高的食物，一些会孕吐的准妈妈，可能会吃不下，那么此时也可以适当地食用一些面包、饼干，对于孕吐会有所改善。

在怀孕中期，胎儿的骨骼以及脑神经系统已经开始发育，这个时间段要注意蛋白质、维生素的摄入，以保证胎儿的骨骼及脑部的发育，还要注意铁、钙、碘的补充，但脂肪和碳水化合物不宜摄入太多。

怀孕之后，体质一般偏热，阴血往往不足。此时，一些热性的水果应适量食用，否则容易产生便秘、口舌生疮等上火症状。

这些食物准妈妈可以多吃

麦片

麦片不仅可以让准妈妈一上午都保持精力充沛，而且还能降低体内胆固醇的水平。不要选择那些口味香甜、精加工过的麦片，最好是天然的。

全麦饼干

这种小零食有很多作用：早上准妈妈可以在床上细细地咀嚼它，能够非常有效地缓解孕吐反应；上班的路上，在车里吃上几块，可以帮助准妈妈打发无聊的时间；办公室里当准妈妈突然有了想吃东西的欲望，它就在准妈妈身边，方便而且不会引人注意。

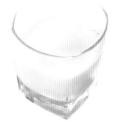

脱脂牛奶

怀孕的时候，准妈妈需要从食物中吸取的钙大约比平时多1倍。多数食物的含钙量都很有限，孕期喝更多的脱脂牛奶成了准妈妈聪明的选择。

瘦肉

怀孕期间，通过饮食补充足够的铁就变得尤为重要。瘦肉中的铁是供给这一需求的主要来源之一，也是最易于被人体吸收的。

豆制品

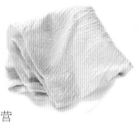

对于那些坚持素食的准妈妈，豆制品是再好不过的健康食品了。它可以为准妈妈提供很多孕期所需的营养，例如蛋白质。

全麦面包

把准妈妈每天吃的精粉白面包换成全麦面包，准妈妈就可以保证每天20～35克纤维的摄入量。同时，全麦面包还可以提供丰富的铁和锌。

坚果

坚果所含的脂肪对于胎儿脑部的发育是很重要的，准妈妈适量吃些坚果一定有好处。但坚果的热量比较高，因此每天应将摄入量控制在28克左右。还有一个特别需要注意的地方，如果准妈妈平时有过敏反应，最好避免食用某些容易引起过敏的食物，例如花生。

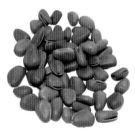

本周
大事记

　　充分摄取营养，不偏食，从各种食物中全面吸收各种营养素，包括对生成胎儿的血、肉、骨骼起着重要作用的蛋白质、钙、铁等成分。每天喝500～600毫升牛奶是最好的补钙方式。要增加60%～80%铁的摄取量，在饮食方面应尽量多吃富含铁质的食物。

　　这段时间，虽然流产的危险性小了，但习惯性流产的发生率仍然很大，要非常谨慎。

　　这个月是胎儿大脑发育的重要时期，与记忆相关的器官开始形成。此期，可以多进行一些语言胎教，比如读一些故事或诗歌。

医院检查的情况

下次产检的时间

写给宝宝的话

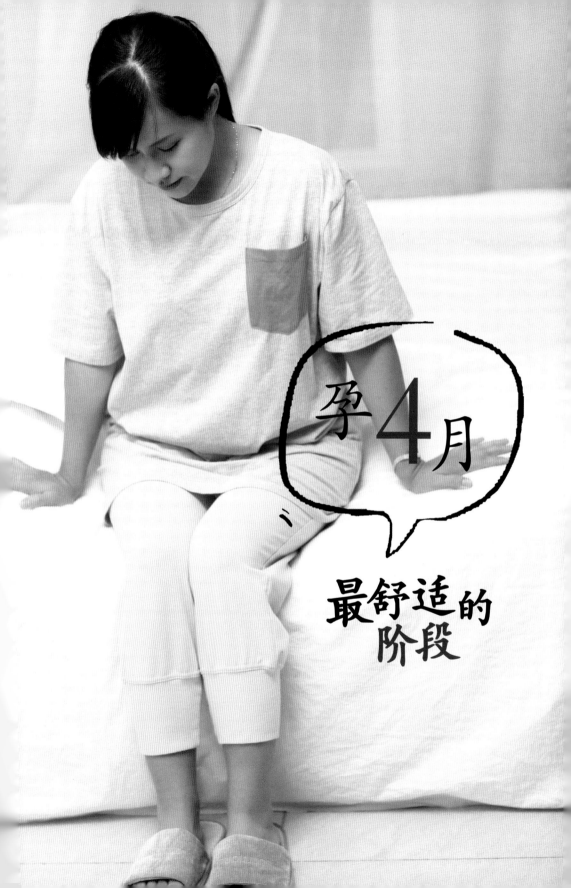

孕4月

最舒适的
阶段

孕13周　孕中期开始了

孕4月专家提示（13～16周）

注意个人卫生

这个月，准妈妈的阴道分泌物往往增多，应注意经常保持外阴清洁，每天用清水擦洗，保持局部的卫生。此外，还容易发生便秘或者腹泻。这个月最容易发生流产。因此，日常生活中做事时不要劳累过度，防止腹部受到压迫。即便早孕反应较少，也不要逞强去做激烈的体育运动。性生活应当避免。这个时候是胎儿最易致畸时期，怀孕的准妈妈谨防各种病毒和化学毒物的侵害。如果胃口不好，要吃得精，多吃蛋白质含量丰富的食物及新鲜水果、蔬菜等。饮食上要清淡。

如果呕吐得厉害，要去医院检查，可以采取输液治疗。如果感到腰酸、腰痛，可吃一些阿胶，将10克阿胶与适量白糖加水蒸食。

做好口腔检查

准妈妈除了要做常规的血常规检查、尿常规检查、肝肾功能检查、超声检查外，本月最好进行口腔检查。当准妈妈进入孕晚期的时候，很容易发生口腔疾病。当准妈妈发生口腔疾病时，不仅容易引起并发症，而且还会影响胎儿的正常发育。

要开始预防妊娠纹了

虽说妊娠纹的发生与体质有关，不见得每个准妈妈都会有妊娠纹，而妊娠纹的严重程度也会因人而异。

妊娠纹产生是不可逆的，所以预防妊娠纹要从孕早期开始。有条件的准妈妈可以购买适合自己的祛妊娠纹霜。从孕早期到产后1个月，每天早晚取适量抗妊娠纹霜涂于腹部、髋部、大腿根部和乳房部位，并用手做圆形按摩，使霜体完全被皮肤吸收，可减少皮肤的张力，增加皮肤表层和真皮层的弹性。也可以使用含维生素E的橄榄油进行皮肤按摩。

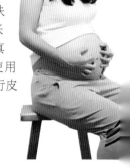

建档时记得带齐证件

一般来说，建档需要带上身份证，参加医疗保险的需要带上社保卡，有的医院还要求带上准生证以及社区出具的一些证明。不同医院的要求不尽相同，建档之前最好打电话咨询清楚，避免因遗漏证件而来回奔波。

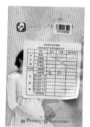

孕4月饮食指导

从这个月起，准妈妈每天所需的营养会比平时多许多，因为其基础代谢率增加。准妈妈的胃口大开，食欲大增，所以体重会明显上升，皮下脂肪的堆积会使准妈妈看起来胖了很多。如果平时饮食荤素搭配合理，营养摄取均衡，一般不会有什么问题。但是如果担心发胖或胎儿过大而限制饮食，则有可能造成营养不良，严重的甚至患贫血或影响胎儿的生长发育。一般来讲，如果每周体重增加约350克，属于正常。

要注意补钙

孕中期，胎儿的骨骼和牙齿生长处于高峰期，是迅速钙化时期，胎儿所需要的钙必须从母体骨质中获取，从而造成准妈妈缺钙，引发骨质疏松，产生骨质软化症。因此从本月起，补钙成了准妈妈的第一要事。

从这时开始，钙的需求量会逐渐增多。在孕期补钙应该因人而异。一般来说，孕中晚期，钙的需求量要达到每天1200～1500毫克，牛奶、准妈妈奶粉和酸奶是每天必不可少的补钙佳品。单纯地依靠从食物中获取钙质，已很难补充足，应再加吃一些钙剂，配合食物，效果会更好。

要注意补铁

胎儿的不断发育需要充足的营养，尤其是铁质不足时，易造成母体贫血。怀孕到第4个月时，胎儿会以相当快的速度成长，血容量扩充，铁的需要量会成倍增加，所以准妈妈对铁的需求量也跟着增加。如果不注重铁质的摄入，非常容易患上缺铁性贫血。

富含铁的食物	
谷类	糙米、小米、玉米、燕麦
豆类	绿豆、紫芸豆
蔬类	菠菜、芹菜叶、苦菜、土豆
动物的肝脏	猪肝、鸭肝
菌藻类	紫菜、海带、发菜、口蘑、杵蘑、黑木耳
海产品	海蜇皮、海蜇头、虾米、虾皮

要控制甜食的摄取量

脂肪在营养素中的热量最高，分为植物性脂肪和动物性脂肪，植物性脂肪含有制造细胞膜的成分，所以准妈妈可以适当补充。但动物性脂肪不仅不能给胎儿提供营养，摄取后还会直接滞留在准妈妈的皮下，进而导致肥胖。孕中期，准妈妈若想控制体重，应该减少动物性脂肪的摄取量，最好用植物性脂肪代替动物性脂肪。与动物性脂肪一样危险的是甜食，甜食也是导致肥胖的根源，所以准妈妈不要一次吃下过多的甜食。

孕4月明星营养素

铁——人体的造血材料

铁的摄入量不足，可引起铁质缺乏甚至缺铁性贫血。缺铁性贫血严重的准妈妈常会有食欲缺乏、烦躁不安、疲乏无力、心慌气短、头晕眼花、耳鸣、记忆力减退等症状。

准妈妈贫血也会使胎儿氧供应不足，使胎儿体重比正常儿低。宫内缺氧严重的可致胎死宫内，胎儿也易发生窒息。

准妈妈在怀孕期间血容量平均增加1500毫升，红细胞的增加不如血浆增加的多，容易出现血液稀释，造成生理性贫血。

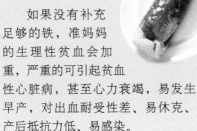

如果没有补充足够的铁，准妈妈的生理性贫血会加重，严重的可引起贫血性心脏病，甚至心力衰竭，易发生早产，对出血耐受性差、易休克、产后抵抗力低、易感染。

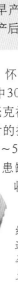

怀孕期准妈妈需摄入铁1200毫克，其中300毫克用以满足胎儿的需要，570毫克被红细胞利用，其余摄入补充分娩时的损失。育龄女性因有月经每月失血30~50毫升，故储铁量不足，怀孕后期易患缺铁性贫血。谷物中的铁不易被吸收，而动物肌肉中的铁较易利用。

维生素C不足的准妈妈，铁的供给量还应增多。防止孕期缺铁，应在未孕时及时增加铁的摄入量，在孕期至少有300毫克的铁储备。

钙——胎儿骨骼发育"密码"

胎儿生长发育需要一定量的钙，怀孕早期胎儿每天需要钙7毫克，怀孕中期增至110毫克，怀孕晚期则为350毫克。由于准妈妈饮食中摄取钙量普遍不足，母体平时储存的钙亦不多，在怀孕过程中均需补钙，如维生素D充足，则饮食中的钙量可以适当减少。

胎儿骨骼的钙化程度取决于母体饮食中的钙、磷及维生素D的含量。准妈妈摄入的钙量除影响胎儿外，同时可能影响自身健康，摄入钙量不足时易发生骨质软化病，甚至骨盆畸形，产后泌乳与钙亦有一定关系。

富含钙的食物	
豆类	大豆、豆芽等
乳类	牛奶、羊奶等
蔬菜类	甘蓝、菜花等
坚果类	核桃、葵花籽等

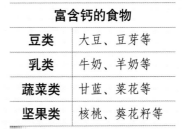
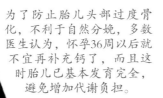

不论准妈妈是否缺钙，胎儿都会从准妈妈血液中吸收大量钙以满足骨骼和牙齿的发育需求。如果准妈妈缺钙，不仅会影响胎儿骨骼和牙齿的正常发育，也有可能使准妈妈出现钙代谢平衡失调。

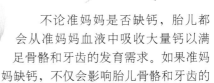

为了防止胎儿头部过度骨化，不利于自然分娩，多数医生认为，怀孕36周以后就不宜再补充钙了，而且这时胎儿已基本发育完全，避免增加代谢负担。

若没能得到及时补充，严重时准妈妈的骨骼和牙齿就会疏松，引起腰痛、腿痛、小腿抽筋及牙齿脱落、关节痛、水肿、妊娠高血压综合征等病症，更严重时可导致骨质软化症、骨盆变形，造成难产。

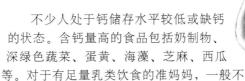

不少人处于钙储存水平较低或缺钙的状态。含钙量高的食品包括奶制物、深绿色蔬菜、蛋黄、海藻、芝麻、西瓜等。对于有足量乳类饮食的准妈妈，一般不需要额外补给钙剂；对于不常吃动物性食物和乳制品的准妈妈，应根据需要补充钙剂，补钙的同时，还需注意补充维生素D，以保证钙的充分吸收和利用。

胎儿和准妈妈的变化

胎儿的变化

此时胎儿对准妈妈腹中发出的声音有了反应，听到声音就会四处蠕动。如果触摸到胎儿的手，手就会握拳，碰到双脚，脚就能缩回去。当身体的某个部位受到刺激时，胎儿的大脑就能做出反射，同时会命令受刺激部位做出相应的反应，这就是胎儿大脑的反射作用。胎儿的身体组织和器官以更快的速度发育。刚开始以脐带形态存在的各器官，逐渐移动到胎儿腹部的部位。

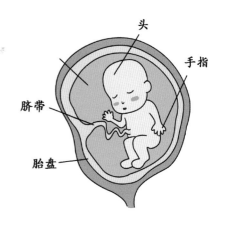

头
手指
脐带
胎盘

有的准妈妈在怀孕初期容易出现头痛症状，但是怀孕3个月后这种现象自然会消失。

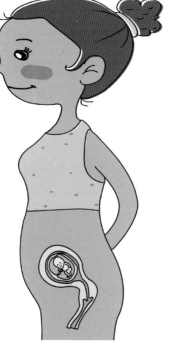

怀孕后出现头痛时不能擅自服用止痛药，一定要和医生商量后，采取适当的措施，或者按照医生的处方用药。

准妈妈的变化

进入孕中期，腹部虽没有明显的变化，但是臀部、腰部和大腿上已经有明显的赘肉，而且平时的衣服都不合身。经产妇的体型变化比初产妇更迅速更明显。

进行第一次正式产检

检查项目

	本周细节备忘
1	领取"母子健康档案"
2	血常规、尿常规、宫高、腹围、胎心、血压、体重
	是否需要空腹：是
3	超声波检查：排除常见疾病如宫外孕、葡萄胎及各种类型的流产

为什么我需要做这些检查

■ 量体重和血压

确定准妈妈的指标是否在正常范围值内，为日后的检查做准备。

■ 进行问诊

医生通常会问准妈妈未怀孕前的体重数，以作为日后准妈妈孕期体重增加的参考依据。并了解过去病史，有无药物过敏史、家庭病史等。

■ 超声波检查听胎儿心跳

医生运用多普勒胎心仪来听胎儿的心跳。确定胚胎的数量，看是单胎还是双胞胎。并且确定是否出现宫外孕，初步计算出相对准确的怀孕时间及目前的孕周数。

■ 尿常规检查

主要是验准妈妈的糖尿及蛋白尿两项数值，以判断准妈妈本身是否已有糖尿病或耐糖不佳的代谢性疾病、肾脏功能健全与否(代谢蛋白质问题)、子痫前症、妊娠糖尿病等各项疾病。

■ 身体各部位检查

医生会对准妈妈的甲状腺、乳房、骨盆等进行检查。

■ 血常规检查

准妈妈做抽血检验，主要是验准妈妈的血型：ABO 血型、RH血型、血红蛋白(检视准妈妈贫血程度)、筛查地中海贫血、肝功、肾功及梅毒、乙肝、艾滋病、有无病毒感染等，以便为未来做防范。第一次抽血量估计会比较多，主要是查血色素，判断准妈妈是否贫血，轻度的贫血对准妈妈本身及分娩影响不大，重度贫血可引起早产、低体重儿等不良后果。所以发现贫血时应及时治疗。还有检查血型，以备生产时输血，准妈妈了解自己的血型是非常重要的，如果丈夫为A型、B型或AB型血，孕妇为O型血，生出的宝宝有ABO血型不合的可能，需要进行相应的进一步的检查。当然还包括血红蛋白、肝功能、乙肝、肾功能等检查。

本周
大事记

　　要保证充足的睡眠，如果中午能够午休一会儿当然是最好的。在体内大量雌激素的影响下，从本月起，口腔会出现一些变化，如牙龈充血、水肿触之极易出血，医学上称此为妊娠牙龈炎。准妈妈要坚持早、晚认真刷牙，防止细菌在口腔内繁殖。

　　不要穿着腰部紧绷的裙子，也不能像平常一样穿着牛仔裤。不要认为这不要紧，当你勉强拉上拉链，会使整个身体紧绷。怀孕并非普通的发胖，而是腹中的胎儿在不断地成长。绝对不要勉强地穿着过紧的衣服，压迫腹部，导致下半身水肿，而更严重的是影响胎儿的发育。

医院检查的情况

下次产检的时间

写给宝宝的话

孕14周　可以区分胎儿性别

胎儿和准妈妈的变化

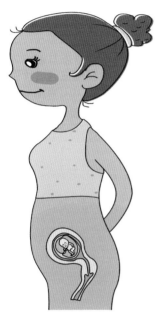

胎儿的变化

随着生殖器官的发育，男女生殖器官的区别更加明显。男婴开始形成前列腺，而女婴的卵巢从腹部移到骨盆附近。胎儿的脸部继续发育，逐渐形成面颊和鼻梁，耳朵和眼睛已经归位。胎儿的皮肤上开始长出螺旋形汗毛，并且覆盖全身。这些汗毛会决定胎儿将来的肤色，同时也有保护皮肤的作用。

羊膜囊　脸　肺脯　脐带　脐带　胎盘　胎毛

准妈妈的变化

怀孕14周时，大部分准妈妈害喜的症状会消失，食欲逐渐开始旺盛。

此时，想吃的食物会突然增多，而且饭后还有食欲。这个时期开始，应该全面食用营养食品，但是要注意防止突然发胖。怀孕中的肥胖，容易导致妊娠高血压综合征，还会影响正常分娩。

关于孕期性生活

一般来说，准妈妈过性生活对胎儿的影响，主要表现在孕早期的前3个月和孕晚期的后3个月。前3个月容易引起流产，而后3个月则容易导致早产，其余时间过性生活对胎儿的影响不会太大。

很多准妈妈对于孕期的性行为有不少疑问和困惑，但只要不过于激烈的话，孕中期的性行为是没有问题的。但是，为避免导致流产、破水、细菌感染等，准爸爸和准妈妈要注意准备好避孕套。

事实上，女性在怀孕期间的性欲会大大减弱，特别是在孕早期，对任何性接触都表现出冷淡或强烈的反应。这是因为，怀孕带来的疲惫，使这期间的女性性欲低下，她们无法去顾及性生活。

要学会放松，多休息

进入孕中期，准妈妈的子宫会逐渐增大，会给日常生活带来许多不便。例如躺下睡觉时会觉得累，这时准妈妈可抱着长形的抱枕选择侧卧，就会比较舒服。当仰卧睡觉时，可以将枕头垫在头侧或腰侧，身体稍稍倾斜，就可以使准妈妈舒服很多。在睡觉前，进行伸展运动或稍加按摩，能缓解准妈妈身体的紧张和疲劳。

不要"花纹"

预防妊娠纹从现在开始，随着胎儿的成长、羊水的增加，准妈妈的子宫也会逐渐地胀大。当腹部在快速膨隆的情形下，超过肚皮肌肤的伸张度，就会导致皮下组织所富含的纤维组织及胶原蛋白纤维因扩张而断裂，产生妊娠纹。虽说妊娠纹的产生与体质有关，不见得每个准妈妈都会有妊娠纹，并且妊娠纹的严重程度也会因人而异。但妊娠纹产生是不可逆的，所以预防妊娠纹要从孕早期开始。

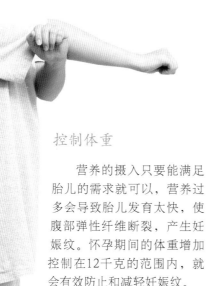

使用祛妊娠纹产品进行适度按摩

■ 大腿

以膝盖为起点，由后侧往上推向髋部10次。按摩时，手指的力度不要太重，以免伤及腹中的胎儿。

■ 臀部

将双手放在臀部下方，用手腕的力量由下往上、由内至外轻轻按摩即可。

控制体重

营养的摄入只要能满足胎儿的需求就可以，营养过多会导致胎儿发育太快，使腹部弹性纤维断裂，产生妊娠纹。怀孕期间的体重增加控制在12千克的范围内，就会有效防止和减轻妊娠纹。

孕期旅行该注意什么

度过最初3个月的紧张期后，准妈妈的不适已渐消失，准爸爸可以松一口气了。在准妈妈身体沉重之前，准爸爸不妨带着自己的"妻子"来一次快乐出游吧，要知道，怀孕4～6月是外出旅行的最佳时期！

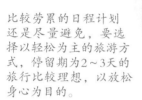

比较劳累的日程计划还是尽量避免，要选择以轻松为主的旅游方式，停留期为2～3天的旅行比较理想，以放松身心为目的。

征求医生的意见

在出发前准爸爸应陪同妻子在进行产前检查的医院就诊一次，向医生介绍整个行程计划，征求医生意见，看是否适合出行。

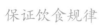

保证饮食规律

在旅游期间，亦要保持准妈妈的饮食有规律，尤其是长线旅行，需要坐长途车或飞机的旅程，要记得补充充足的纤维素，如多吃橙子或蔬菜，保证准妈妈多喝水，防止出现脱水、便秘以及消化不良等现象。严禁食用不合格或过期食品，不随便饮用和食用没有生产厂家、商标及生产日期的饮料、食品。

选择交通工具

长途旅行，最好乘坐飞机，尽量减少长时间的颠簸，短途有条件的可以自驾游，避免拥挤碰撞准妈妈的腹部。不论在火车、汽车、还是在飞机上，最好能使准妈妈每15分钟站起来走动走动，以促进血液循环。

保持清洁

陪伴准妈妈出游，一定要选卫生条件好的宾馆住宿，要勤洗、勤换衣物，以保证准妈妈身体清洁。

怎样选择旅游地

在计划享受旅游的同时，一定要注意目的地的选择。外出旅行要尽量避开热线，选一些较冷门的线路出行，感受大自然的恩赐。不过一定要选择有现代医疗条件的地区，对将去的地方进行了解，避免前往传染病流行地区，不要去医疗水平落后的地区，以免发生意外情况无法及时就医。

外出旅行应准备一些对怀孕安全的抗腹泻药、口服的肠胃药和外用的酒精棉片、止吐药、外伤药膏、蚊虫咬伤药膏等。

准妈妈洗个健康澡

女性在怀孕以后，随着内分泌的改变，新陈代谢增强，汗腺及皮脂腺分泌更为旺盛，比常人更需要定期洗澡，以保持皮肤的清洁，预防皮肤感染及尿路感染等，但是在洗澡时如不讲究方法，就可能给准妈妈和胎儿的健康带来影响。到底准妈妈该怎么洗澡才安全、才轻松呢！

选择淋浴

怀孕后，机体的内分泌功能发生了多方面的改变，阴道内具有灭菌作用的酸性分泌物减少，体内的自然防御功能降低，此时如果采用坐浴姿态，水中的细菌、病毒极易随之进入阴道、子宫，导致阴道炎、输卵管炎或引起尿路感染，使准妈妈出现畏寒、高热、腹痛等症状，这样势必增加孕期用药的概率，也容易留下畸胎或早产的隐患。

洗澡不要太久

在浴室内沐浴，准妈妈容易出现头昏、眼花、乏力、胸闷等症状。这是由于浴室内的空气逐渐减少，温度又较高，氧气供应相对不足所致。加之热水的刺激，会引起全身体表的毛细血管扩张，使准妈妈的脑部供血不足，同时胎儿也会出现缺氧、胎心率加快，严重还可使胎儿神经系统的发育受到不良影响。因此，准妈妈在进行沐浴时，每次应该控制在20分钟以内最为适宜。

要注意通风

准妈妈对浴室的通风要求比较高，由于温度持续上升、蒸汽不易排出，容易使人在浴室内晕倒。若准妈妈进入浴室太久没有动静，家人也应体贴地问候一下，看有什么问题需要协助，若大声敲门数次没有响应则应立即进入查看，因为准妈妈很可能在浴室晕倒了。

加强头发护理

女性在怀孕以后如果忽视了头发的护理，很容易造成产后脱发的后果。所以，准妈妈要认真护理好自己的头发。饮食上要注意多样化，不要偏食。尤其是要注意较多地食用维生素，包括各种B族维生素。还应遵照医嘱合理地服用铁剂，改善贫血。怀孕后要时常洗头，洗后不要用强风吹干，更不要用卷发器卷发，洗后发型也任其自然，避免过多地梳理和用过热的风来吹。

为了避免头发断裂，可换用柔和的洗发水和护发素，尽量减轻对头发的损伤。

本周
大事记

　　此时的准妈妈会觉得胃口大开，食欲旺盛，并且食量猛增。这是因为胎儿在准妈妈体内已经开始迅速地成长，因此也就需要补充更多的营养物质。在摄取营养的同时要注意营养的均衡，种类要丰富，包括补充足够的蛋白质，如鱼、肉、蛋、奶等；也要摄取适量的碳水化合物、五谷杂粮等；也要注意多种维生素和微量元素的摄取，如水果、蔬菜等；以及富含铁、钙的食物，如鱼虾、海带等。

　　有条件的话，准妈妈还可以去准妈妈学校参加学习，让准爸爸陪伴一起去听听有关怀孕的课程。

医院检查的情况

下次产检的时间

写给宝宝的话

孕15周　胎盘完全形成

胎儿和准妈妈的变化

胎儿的变化

　　到怀孕15周时，终于完成胎盘的形成。胎盘具有保护胎儿、提供营养和氧气的作用。此时羊水的量也开始增多，胎儿在羊水中可以自由地活动。怀孕中期，超声波检查能看到胎儿的各种活动。随着肌肉的发达，胎儿会握拳，睁开眼睛，皱眉头，有时还能吸吮自己的大拇指。

羊膜囊　　腿
脐带
胎盘
眼睑

准妈妈的变化

　　随着子宫的增大，支撑子宫的韧带会受到拉扯，因此腹部和髋部会出现疼痛感。一般情况下，突然活动就会出现腹部的疼痛症状，所以活动身体时尽量要缓慢，而且要注意保持腹部温暖。

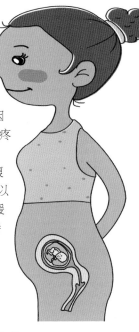

正确认识体重的变化

　　准妈妈体重变化对胎儿的影响很大，有资料表明，准妈妈体重增加10.9～12.5千克者，新生儿死亡率很低；体重增加超过12.5千克者，新生儿难产率增加。所以，准妈妈要合理地控制和调整体重。

　　准妈妈太过肥胖容易诱发糖尿病、妊娠高血压综合征等，还会对胎儿的发育造成影响。有条件的话，在家中备体重计，1星期称1次。孕中期，每周体重增加不超过500克，别让自己胖得太多、胖得太快。不要每餐进食过多，尤其是不要感到饥饿时才去吃东西。

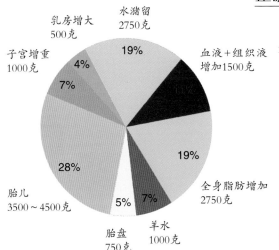

乳房增大
500克
水潴留
2750克
子宫增重
1000克
血液+组织液
增加1500克
胎儿
3500～4500克
胎盘
750克
羊水
1000克
全身脂肪增加
2750克

19%　4%　7%　28%　5%　7%　19%

孕期零食黑名单

浓茶、可乐和咖啡

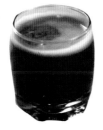

茶和咖啡中含有兴奋剂——咖啡因，孕期饮用可使准妈妈和胎儿受到不良刺激。准妈妈经常喝咖啡会增加胎儿畸形的概率，甚至导致流产。

腌制品

人工腌制的酸菜、醋制品虽然有一定的酸味，但维生素、蛋白质、矿物质、糖分等多种营养几乎丧失殆尽，并且腌菜中的致癌物质——亚硝酸盐含量较高，显然过多地食用对母体、胎儿健康无益。

油条

油条制作时会加入一定量的明矾，而明矾是一种含铝的化合物。一般每500克炸油条用的面粉中约含有15克明矾，如果准妈妈每天吃2根油条，就等于吃了3克明矾，蓄积起来，其摄入的量就相当惊人了。铝可以通过胎盘进入胎儿的大脑，影响大脑发育，从而增加痴呆儿的概率。

冷食

怀孕后，胃肠功能减弱，食入较多冷饮会使胃肠血管急剧收缩，胃液分泌减少，消化功能减弱，出现腹泻、腹痛等症状。据现代医学研究表明，胎儿对冷的刺激十分敏感，当准妈妈吃过多的冷饮后，胎儿会躁动不安。

方便面

方便食品的营养含量很少，还有大量的防腐剂。经常吃这类食物，会使准妈妈体内缺乏营养，对胎儿无益。

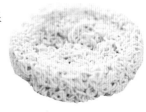

站、坐、行的姿势

站姿

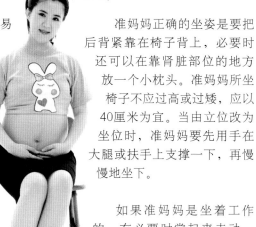

准妈妈应避免长时间站立，否则不但易引起腰背痛，还会加重下肢水肿和静脉曲张。因此，准妈妈正确的站姿是站立时放松肩部，将两腿平行，两脚稍微分开，距离略小于肩宽，双脚平直。这样站立，身体重心落在两脚之中，不易疲劳。但若站立时间较长，应将两脚一前一后站立，并每隔几分钟变换前后位置，使重心落在伸出的前腿上，这也可以减少疲劳。

如果工作需要长时间站立，准妈妈应该定期让自己休息一会，坐在椅子上，把双脚放在小板凳上，这样有利于血液循环和放松背部。

坐姿

准妈妈正确的坐姿是要把后背紧靠在椅子背上，必要时还可以在靠肾脏部位的地方放一个小枕头。准妈妈所坐椅子不应过高或过矮，应以40厘米为宜。当由立位改为坐位时，准妈妈要先用手在大腿或扶手上支撑一下，再慢慢地坐下。

如果准妈妈是坐着工作的，有必要时常起来走动一下，因为这样会有助于血液循环并可以预防痔疮。若是准妈妈写字或者使用电脑的工作量很大，最好至少每隔1小时给自己放松一下。

最好选择带靠背的椅子，尽量往后坐，把后背笔直地靠在椅背上。

行走时

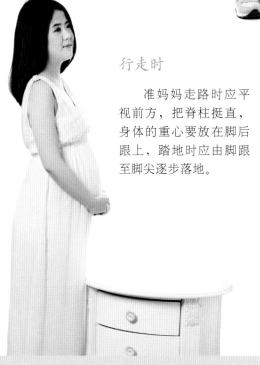

准妈妈走路时应平视前方，把脊柱挺直，身体的重心要放在脚后跟上，踏地时应由脚跟至脚尖逐步落地。

准妈妈这些事情要注意	
1	不要登高打扫卫生，也不要搬抬沉重的东西
2	弯着腰用抹布擦东西的活也要少做或不做，不要长时间和冷水打交道
3	不要长时间蹲着，易压迫腹部，也容易导致流产

本周
大事记

怀孕15周的准妈妈已经处于孕中期了，此时流产的危险性开始降低，精力开始有所恢复，总是感到十分疲惫的身体开始渐渐有些活力了，因此应该更注重仪容。由于体内妊娠激素的增加，准妈妈头发变得愈来愈乌黑发亮，很少有头屑，在保护秀发的时候不宜多洗、吹风，可以常用木梳来梳理头发，以改善脑部的血液循环。

怀孕15～18周是做产前诊断的最佳时期，因此准妈妈需要做一次产前诊断了，目的是确定胎儿是否存在先天性缺陷。

医院检查的情况

下次产检的时间

写给宝宝的话

孕16周　能感受到胎动了

胎儿和准妈妈的变化

胎儿的变化

现在通过超声扫描能分辨出胎儿的性别了。身体的骨骼和肌肉会更加坚固，出现钙的沉积。汗毛覆盖全身。胎儿的神经系统开始工作，并且能协调运动。胎儿握住了拳头，张开了小嘴，嘴唇开始活动，有时还会做吞咽的动作。胃肠开始制造出消化液。

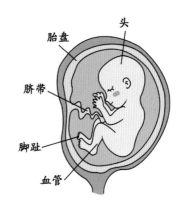

头
胎盘
脐带
脚趾
血管

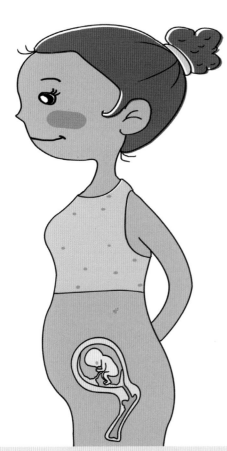

准妈妈的变化

随着食欲的增强，体重会迅速增加。此时，下腹部会明显变大，所以周围的人对其怀孕的事实一目了然。除了腹部外，臀部和全身都会长肉，所以要注意调整体重。一般情况下，怀孕16～20周能感受到第1次胎动。每个人感受第1次胎动的时期不尽相同，而且胎儿的活动程度也不一样，所以这时期没有感受到胎动也很正常。

最初的胎动感觉

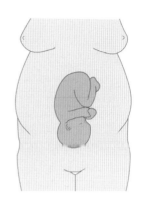

怀孕满4个月后，即从第5个月开始，准妈妈可明显感到胎儿的活动，胎儿在子宫内伸手、踢腿、冲击子宫壁，这就是胎动。胎动的次数并非恒定不变，孕28～38周是胎动活跃的时期，以后稍减弱，直至分娩。胎动正常，表示子宫和胎盘功能性良好，输送给胎儿的氧气充足，胎儿在子宫内健康成长。

胎动规律和变化

孕16～20周	胎动幅度	小/动作不激烈
	准妈妈的感觉	比较微弱/不明显
	位置	下腹中央
	孕16～20周是刚刚开始能够感觉胎动的时期。这个时期的胎儿运动量不是很大，动作也不激烈，准妈妈通常觉得这个时候的胎动像鱼在游泳，或是"咕嘟咕嘟"吐泡泡，与胀气、肠胃蠕动或饿肚子的感觉有点像，没有经验的准妈妈常常分不清。此时胎动的位置比较靠近肚脐	
孕20～35周	胎动幅度	大/动作最激烈
	准妈妈的感觉	非常明显
	位置	靠近胃部，向两侧扩大
	胎儿正处于活泼的时期，而且因为长得还不是很大，子宫内可供活动的空间比较多，所以这是胎儿胎动最激烈的一段时期。准妈妈可以感觉到胎儿拳打脚踢、翻滚等各种大动作，甚至还可以看到肚皮上突出的小手小脚，此时胎儿位置升高，在靠近胃的地方	
临近分娩	胎动运动量	大/动作不太激烈
	准妈妈的感觉	明显
	位置	遍布整个腹部
	因为临近分娩，胎儿慢慢长大，几乎撑满整个子宫，所以宫内可供活动的空间越来越少，施展不开，而且胎动频率下降，没有以前那么频繁，胎动的位置也会随着胎儿的升降而改变	

皮肤问题应对方法

皮肤瘙痒

　　皮肤瘙痒是妊娠期较常见的症状，不需要特殊治疗，胎儿出生后就会消失。经常洗澡、勤换内衣、避免吃刺激性食物、保证睡眠充足、保持大便通畅，都有助于减轻皮肤瘙痒。每次沐浴的时间不要过长，最好是10~20分钟，因为洗澡时间过长，不仅皮肤表面的角质层易被水软化，导致病毒和细菌的侵入，而且准妈妈容易产生头昏的症状。另外，洗澡频率应根据个人的习惯和季节而定，一般来说3~4天1次，有条件的话，最好是每天1次。

皮肤粗糙敏感

　　准妈妈保证充足的睡眠是很重要的，睡觉的时候选择舒适的睡姿，或是在睡觉前喝一杯牛奶，都能提高睡眠质量，从而确保准妈妈拥有好气色。此外，清洁功课要做足，睡前、晨起要做好清洁工作，不要因为怀孕了变懒。

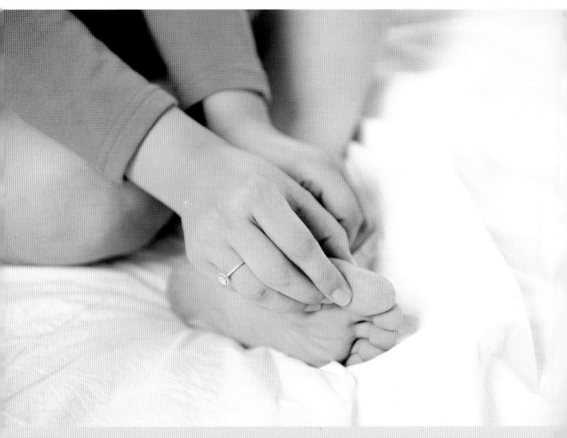

湿疹

疙瘩和湿疹是因为激素分泌的平衡被打乱而产生的。准妈妈要彻底护理肌肤，如有恶化一定要及时就诊。当疙瘩和湿疹等皮肤问题出现时，应该彻底清洁肌肤。晚上要彻底卸妆，早上要仔细洗脸。洗面奶要选择清爽的、不含油脂的，最好是无刺激泡沫洗面奶或除痘用的护肤用品。症状严重时，一定要尽早就诊。

色素沉着

怀孕中所产生的色素沉着因人而异，分娩后都会逐渐变浅。但是并不会完全消失，也有过了很长时间才会变浅的情况。阻挡紫外线，摄取维生素C很重要。外出时，应该戴上帽子或者打伞防止阳光直接照射，涂防晒霜来隔离紫外线。

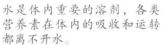

水是体内重要的溶剂，各类营养素在体内的吸收和运转都离不开水。

准妈妈更应注意多喝水来补充身体的水分。

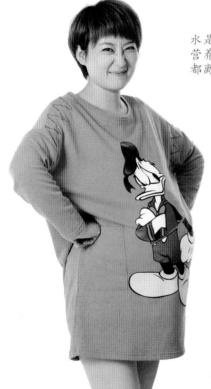

使用防护服

防护服包括外衣、马甲、围裙、孕妇装等，由特殊纤维制成，具有较好的防电磁辐射、抗静电作用。

尤其是有微波炉的家庭，最好配备防护围裙，如果接触电器设备，准妈妈可以穿上防护肚兜或防护服。

本周
大事记

　　怀孕时期，体重逐渐增加，激素改变，整个身体多少都会有些微水肿、韧带松弛等现象产生。在孕早期，这些现象不会对身体造成太大影响，准妈妈也不会感到腰酸背痛或行动不便。但是，到了怀孕中后期，随着肚子逐渐变大、体重不断增加，准妈妈就会开始行动不便，甚至经常出现小腿抽筋、双腿水肿等。

　　除此之外，黄体酮使骨盆、关节、韧带软化松弛、易于伸展，同时也造成腰背关节的负担。其实，这些症状都属孕期的正常现象，准妈妈不要每天对此忧心忡忡。

医院检查的情况

下次产检的时间

写给宝宝的话

孕5月

能感受到胎动了

孕17周 安心住下吧，我的宝贝

孕5月专家提示（17~20周）

保证充足的睡眠

准妈妈最好的休息方式是睡眠，适当的睡眠能缓解疲劳，使体力和脑力得到恢复。如果睡眠不足，可引起疲劳过度、食欲下降、身体抵抗力下降等。

睡眠时间长短，因人而异，有的仅睡5~6小时即可恢复体力与精力，有的则需更长的时间。一般正常人需要8小时的睡眠，准妈妈因身体发生一系列特殊变化，易感疲劳，可延长1小时。

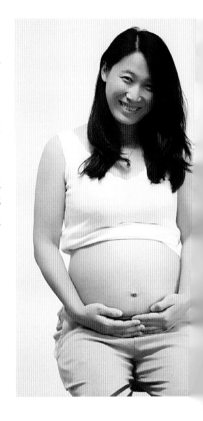

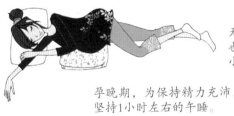

无条件者，至少也应卧位休息半小时。

孕晚期，为保持精力充沛，还应在中午坚持1小时左右的午睡。

保持私密处卫生

怀孕后阴道分泌物增多，有时会感觉痛痒，所以一定要每天清洗，并且最好用清水洗，尽量少用洗剂，避免坐浴，也不要冲洗阴道，否则会影响阴道正常的酸碱环境。洗完澡后，别急着穿上内裤，可穿上宽松的长衫或裙子，这样可以有效地预防阴部瘙痒。

注意控制体重

进入孕中期，准妈妈的体重应该每个月增加2千克左右，但是也有体重增加超过3千克的情况。体重的过快增加，会导致难产、妊娠糖尿病、孕期高血压等，所以要特别注意控制体重。如果1周内的体重增加超过0.5千克，就应该注意均衡地摄取所需的营养，同时减少碳水化合物的摄取量。

坚持与胎儿交流

　　孕中期，胎儿大约每20分钟动一次，从这时期开始进行与胎儿的对话交流，就能够取得很好的效果。准妈妈可以一边温柔地抚摸肚子，一边给胎儿讲故事，或者由准爸爸来给胎儿读童话故事，胎儿在准妈妈肚子里就会不知不觉地熟悉了爸爸和妈妈的声音。

孕5月的饮食指导

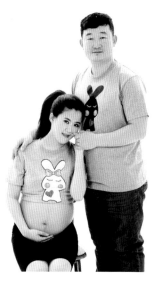

　　从这个月起，为适应孕育胎儿的需要，准妈妈体内的基础代谢加快，每天所需的营养也会更多。应保证膳食的均衡摄入，重视加餐和零食的作用。这段时间准妈妈需要补充维生素D和钙来帮助胎儿的骨骼发育。

继续补铁

　　这时期的准妈妈，血液量增加最多，要特别加强铁质的摄取。补充铁质最好通过食物来摄取，但如果准妈妈患有贫血，那么需要额外服用铁剂。最好同时饮用柳橙汁，这样可以提高铁质在人体内的吸收概率。相反，在服用铁剂时如果同时饮用牛奶、咖啡、红茶等，会影响铁的吸收。

多摄取钙质

　　此时期是胎儿骨质变硬的关键时期，因此准妈妈要抓紧这一黄金时间充分补钙。准妈妈每天对钙质的需求量为1200毫克，可以通过食物补充摄取，乳制品中就含有丰富的钙。

摄取钙时，最好同时食用蛋白质食品，如果准妈妈在补充含钙食物时，与牛肉、猪肉等富含动物性蛋白质的食物一起食用，就能大大提高钙质的吸收概率。

名　称	服用方法
三价铁剂	三价铁剂不受食物或其他药物的影响，随时都能服用
铁蛋白	铁蛋白属于亚铁血红素成分，具有吸收概率高、不影响胃肠消化等优点，只是味道欠佳。同时，由于它容易受到其他药剂的影响，因此最好在空腹状态下服用
铁粉口服液	可以采取直接饮用的方式摄取，具有吸收概率高、不刺激胃肠的特点

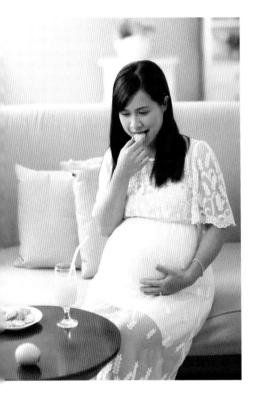

要控制甜食的摄取量

孕中期，准妈妈若想控制体重，应该减少动物性脂肪的摄取量，最好用植物性脂肪代替动物性脂肪。与动物性脂肪一样危险的是甜食，甜食也是导致肥胖的根源，所以准妈妈不要一次吃下过多的甜食。

粗细搭配

大米和面食可以为胎儿提供生长发育需要的热量。而且面食中含铁多，肠道吸收概率高。同时搭配一些小米、玉米面、燕麦等杂粮，不但有利于营养的吸收，还可以刺激胃肠蠕动，缓解便秘症状。

多吃鱼

鱼肉含有丰富的优质蛋白质，还富含DHA。这种不饱和脂肪酸对大脑的发育非常有好处。这种物质在鱼油中含量要高于鱼肉中的含量，而鱼油又相对集中在鱼头内。所以，孕期准妈妈适量吃鱼头，有益于胎儿大脑分区发育。

孕5月明星营养素

维生素C：有效提高免疫力

维生素C对胎儿的骨骼和牙齿发育、造血系统的健全和机体抵抗力的增强有促进作用。维生素C是人体需要量最大的一种维生素。

成人每日摄取80～90毫克维生素C能够满足需要，准妈妈在此基础上需要增加20～40毫克，即维生素C的摄入量每日为100～130毫克。

维生素C虽好，但是如果大剂量的摄入，可导致准妈妈和胎儿吸收概率的下降。如果习惯性地服用大剂量维生素C，会使准妈妈和胎儿都产生人为的依赖。

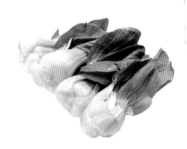

含维生素C丰富的食物有：菜花、白菜、番茄、黄瓜、荠菜、油菜、菠菜、草莓、苹果等。

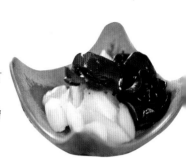

铁：为胎儿运输营养的主力军

　　妊娠4个月以后，铁的需要量逐渐增加，因此，在妊娠后半期有25%的准妈妈可能因铁的摄入不足或吸收不良而患有缺铁性贫血。铁质是供给胎儿血液和组织细胞的重要元素，除了供给胎儿日益增长的需求外，还需要将一部分铁质储存于肝脏中作为母体的储备，以补充分娩过程中血的流失。

　　建议女性在孕期应多食用一些含铁丰富的食物，如黑木耳、芝麻、小米、黄豆、动物肝脏、肉、禽蛋等。

胎儿和准妈妈的变化

准妈妈的变化

　　腹部逐渐变大，呈现出怀孕体征，乳腺的再次发育使得乳房变大。这一时期能够真切感受到胎儿的成长。作为安定期阶段之一，这时准妈妈食欲旺盛，身心状态良好，情绪稳定。

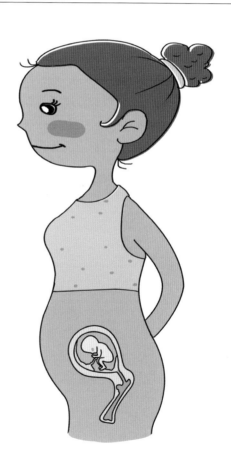

■ 呼吸变得比较困难

　　由于子宫的增大，胃肠会向上移动，所以饭后总会感到胸闷、呼吸困难。与怀孕前相比，子宫及其他器官需要2倍以上的血液，所以心脏的活动会更加活跃。

■ 有时会出现鼻子或牙龈出血

　　与怀孕前相比，准妈妈心脏提供的血液量会增加40%左右，而且增加的血液会加大部分毛细血管的压力，因此有时鼻子或牙龈会出血。

胎儿的变化

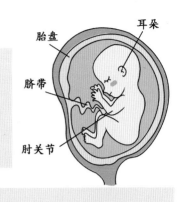

■ 生成褐色皮下脂肪

这个时期，最大的变化是胎儿身上开始生成脂肪。脂肪能调节胎儿的体温，维持正常的新陈代谢。

虽然这时期的脂肪量很少，但是临近分娩时，脂肪将会占体重的70%左右。

■ 通过胎盘吸收氧气

怀孕17周时，胎儿的循环系统和泌尿系统会完成自己的功能。胎儿通过胎盘吸收需要的氧气，而且以吸入羊水和吐出羊水的方式进行呼吸。胎儿将脐带抓起来又放下，就像玩玩具一样怡然自得。

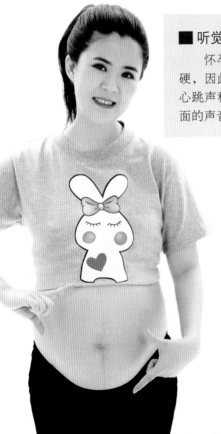

■ 听觉器官在此时开始变得发达

怀孕17～20周时，胎儿的听觉器官会很发达，耳骨会变硬，因此可以听到外面的声音。胎儿不仅能听到妈妈的声音、心跳声和消化器官发出的声音，而且还能听到来自妈妈肚子外面的声音。

胎动的规律

从怀孕16周起，胎儿开始有足够的空间在子宫内自由的活动，准妈妈可以感觉到肚子下部轻微的胎动。胎动正常，表示子宫和胎盘功能良好，输送给胎儿的氧气充足，胎儿在子宫内健康地成长发育。胎动是衡量胎儿健康状态或情绪的指标，因此胎动突然减少或加快时，应该要引起注意。

胎动规律	
孕16~20周	孕16~20周是刚刚开始能够感觉到胎动的时期。这个时候的胎儿运动量不是很大，动作也不激烈，跟胀气、肠胃蠕动或饿肚子的感觉有点像，没有经验的准妈妈常常会分不清。此时胎动的位置比较靠近肚脐眼
孕21~25周	胎儿移动到准妈妈肚脐正上方，而且在羊水中自由地蠕动。这个时期，胎儿的活动方式也更加丰富，所以胎动也更明显。胎儿的听觉已经很发达，所以可以对外部声音做出反应
孕26~30周	这个时候的胎儿正处于活泼的时期，并且因为长得还不是很大，子宫内可供活动的空间比较大，所以这是胎儿胎动最激烈的一段时期。准妈妈可以感觉到胎儿拳打脚踢、翻滚等各种大动作，甚至还可以看到肚皮上突出的小手小脚
孕31~35周	怀孕30周以后，胎儿的手脚活动非常有力，甚至从肚皮上也能看出胎儿的手脚印。该时期的胎动非常活跃，足以让准妈妈在半夜被惊醒
孕36~40周	胎动会有所减少。随着临近分娩，胎儿会移动到骨盆内，虽然胎儿在继续活动，但是准妈妈的感觉会变得微弱

胎教方法盘点

抚摸胎教

此阶段，由于胎儿触觉功能逐渐发育起来，因此，以触摸胎儿的方式进行胎教是十分必要的。

操作方法：准妈妈仰卧在床上，头部不要垫高，全身放松，双手捧住胎儿，从上到下、从左到右反复抚摸10次，然后用食指和中指轻轻抚摸胎儿，如有胎动，则在胎动处轻轻拍打。要注意胎儿的反应类型和反应速度。如果胎儿对抚摸、推动的刺激不喜欢，就会用力挣脱或者蹬腿，这时应马上停止抚摸。如果胎儿受到抚摸后，过一会儿才以轻轻蠕动的方式做出反应，这种情况可以继续抚摸，一直持续数分钟后再停止抚摸。进行胎儿抚摸的理想时间是每天傍晚，因为这个时候的胎动最为频繁与活跃。抚摸后如无不良反应可增至早晚各1次。对有早期宫缩的准妈妈，不可用抚摸动作。

抚摸胎教是促进胎儿智力发育、加深父母与胎儿之间情感联系的有效方法。

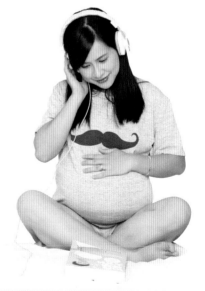

对话胎教

妊娠第5个月的胎儿，已经产生最初的意识，不但准妈妈胸腔的振动可以传递给胎儿，而且准妈妈的说话声也可以被胎儿听到。但胎儿此时还没有记忆声音的能力，只能判断声音的频率以及语调高低，因此，准妈妈要特别注意自己说话的音调、语气和用词，以便给胎儿一个良好的刺激印记。对话胎教要求父母双方共同参与，父母可以给胎儿起一个中性的乳名，经常呼唤，使胎儿牢牢记住。

准妈妈万一感冒了怎么办

如果准妈妈不小心感冒了，且症状较重，会对胎儿造成严重的影响。准妈妈一定要注意预防感冒，即使感冒了也不要惊慌，可以按以下方法进行治疗。

积极采取降温措施

如出现高热，体温达39℃以上，可用温湿毛巾擦浴或用浓度为30%的酒精擦拭颈部、两侧腋窝，反复擦拭20~30分钟后测量体温，直至体温降至38℃以下。严重时到医院就诊，在医生指导下用药，切记不可盲目用退热剂之类的药物。

依靠免疫力

轻度感冒如仅有鼻塞、轻微头痛者一般不需用药，应多饮开水、充分休息，依靠自身免疫力抵抗病毒。

感冒较重有高烧者，除一般处理外，应尽快地控制体温，可用物理降温法，如额、颈部放置湿毛巾等。

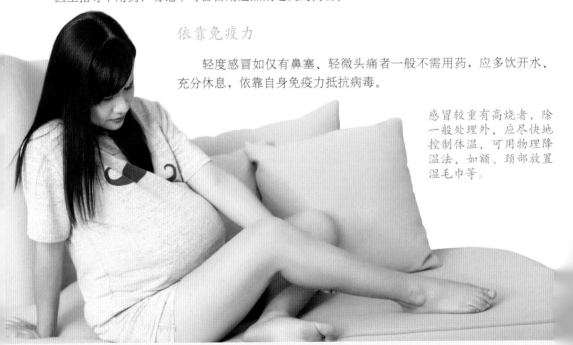

112

不要忽视生理上的改变

怀孕进入第5个月时，腹中的胎儿开始快速成长。准妈妈也会感受到自己身体上的变化，特别是下腹部及乳房处。

肚脐周围不舒服

在怀孕20周之后，膨胀的子宫会开始向外压迫准妈妈的下腹部。当准妈妈走路时，肚脐周围会偶尔感到稍许不适。

皮肤瘙痒敏感

皮肤因拉伸会持续感到瘙痒，可以抹一些润肤乳在痒的部位。从怀孕的后半期开始，准妈妈不会再想穿上任何束缚下腹部的衣服。

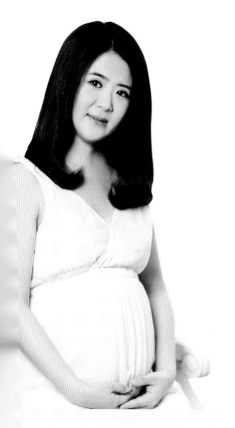

这个时期，下腹部明显隆起。增大的子宫会阻碍血液循环，压迫静脉，因此容易出现水肿或静脉曲张。

乳房改变

准妈妈的乳头会变得比以往更敏感，特别是晚上睡觉压到乳房，或乳头与衣服摩擦时。

韧带疼痛

子宫两侧各有一条与骨盆相连的韧带，当子宫增大时，韧带也会跟着拉长。正常运动时会为准妈妈带来意外疼痛，而迫使准妈妈停止动作。

本周
大事记

在此阶段，准妈妈身体的改变已经很明显了：腹部增大，行动不便；妊娠纹出现；可能会有水肿和下肢静脉曲张等情况。准妈妈千万不能因此而产生太大的心理压力，因为严重的心理压力会对准妈妈和胎儿造成很大影响，一定要以积极的心态来面对这种压力。

这个月准妈妈不能因为身体的变化而不去运动，适度的运动能够让准妈妈和胎儿更加健康。每天跟胎儿说话，给胎儿听胎教音乐。保持安静的居家环境，让准妈妈远离强烈的噪声，以免造成胎儿的不安。

医院检查的情况

下次产检的时间

写给宝宝的话

孕18周　胎儿心脏跳动更加活跃

胎儿和准妈妈的变化

胎儿的变化

　　随着心脏跳动的活跃，利用听诊器可以听到胎儿心跳的声音，而且利用超声波可以查出心脏是否有异常。这个时期，胎儿的大部分骨骼开始由软骨逐渐变硬。

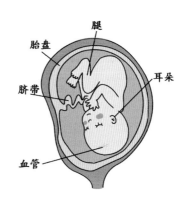

腿
胎盘
脐带
耳朵
血管

准妈妈的变化

　　从怀孕18周开始，大部分准妈妈会受到痔疮的折磨。随着胎儿的成长，直肠受到很大的压迫，因此直肠内的静脉会膨胀，严重时甚至会挤到肛门外，这就是痔疮。准妈妈可以用冰袋来缓解痒痛，或者在取得医生的同意后接受适当的治疗。

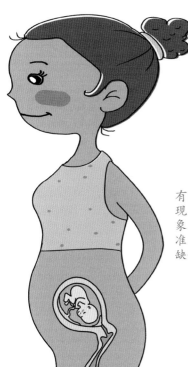

有的准妈妈会出现腿抽筋的现象，这主要是因准妈妈的血液中缺钙引起的。

数胎动的几种方法

记录每天的胎动次数

　　每天早上8点开始记录，每感觉到1次胎动，就记录1次，累计10次后，就不再需要做记录。但如果到晚上8点，胎动次数都没有达到10次的话，建议准妈妈尽快去医院检查。

检查计算3小时间内的胎动次数

准妈妈每天测试3小时的胎动。分别在早上、中午、晚上各进行1次。将所测得的胎动总数乘以4，作为每天12小时的胎动记录。如果每小时少于3次，则要把测量的时间延长至6小时以上。

晚饭后的测量

准妈妈在晚饭后7~11点，测量胎儿的胎动次数，记录出现10次胎动所需要的时间。

胎动的次数并非恒定不变，孕28~38周是胎动活跃的时期，以后稍减弱，直至分娩。

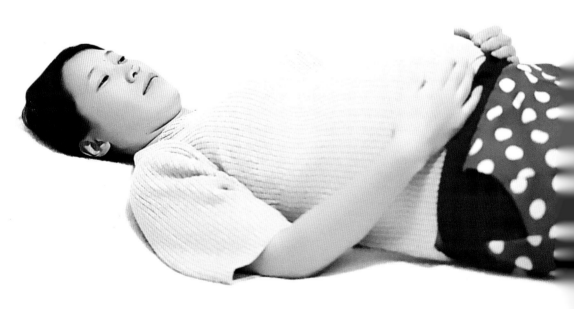

选择对准妈妈有益的运动

孕中期，胎盘已经形成，所以不太容易造成流产。这个时期，胎儿还不是很大，准妈妈也不是很笨拙，所以在孕中期增加运动量是非常适合的时期。

游泳

游泳可以锻炼准妈妈的全身肌肉，促进血液流通，能让胎儿更好地发育。同时，孕期经常游泳还可以改善情绪，减轻妊娠反应，对胎儿的神经系统有很好的影响。但游泳时要防止别人踢到胎儿。

散步

对于不会游泳的准妈妈，每天早晚散步也是一种很好的运动，既能促进肠胃蠕动，还能增加耐力，耐力对分娩是很有帮助的。准妈妈在走动的同时，还可以刺激胎儿的活动。在阳光下散步是最好的，可以借助紫外线杀菌，还能促进肠道对钙、磷的吸收，对胎儿的骨骼发育特别有利。

瑜伽

可以到专门的孕妇学校做一些孕妇瑜伽，即使在家中持续做一些简单的动作也能取得很好的效果。瑜伽可以消除压力、防止肥胖、锻炼肌肉和关节，所以有助于顺产。每天可穿着舒适的衣服，在厚厚的垫子上进行10~15分钟的瑜伽。

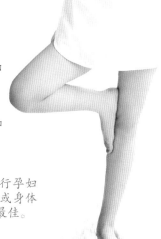

大约在怀孕5个月以后开始进行孕妇瑜伽，而且在沐浴后身体暖和或身体肌肉松弛的状态下进行，效果最佳。

本周
大事记

怀孕18周的准妈妈要注意补钙了。胎儿的骨骼开始慢慢地硬化，如果忽视了钙的补充，准妈妈就会出现腰酸背痛、腿痛、手脚麻木的状况，同时还会影响到胎儿的生长发育。准妈妈要保证每天1200毫克的钙的供给，除了食物的吸收之外，还要服用590～790毫克的钙剂。

准妈妈应该尽量避免噪声。因为此时胎儿的心脏基本已经形成，对外界的刺激更为敏感；此外，胎儿的听小骨已经变硬，所以胎儿已经有了听觉，此时噪声对胎儿的影响是十分大的，因此，专家呼吁准妈妈不要在噪声较大的环境中生活或工作。

医院检查的情况

下次产检的时间

写给宝宝的话

孕19周　换上了孕妇装

胎儿和准妈妈的变化

准妈妈的变化

随着乳腺的发育和乳房的膨胀，怀孕前用的胸罩已经不太适合。如果过于压迫乳头，会妨碍乳腺的发育，因此要换用尺码较大的胸罩。随着哺乳期的接近，乳头上会分泌出乳汁。这个时期，皮肤的色素变化会加剧，所以乳头的颜色会加深，偶尔会疼痛。

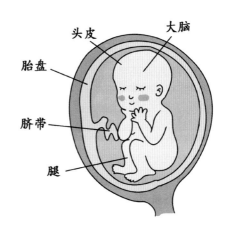

胎儿的变化

怀孕19周以后，胎儿的表情变得非常丰富。有时皱眉头，有时转动眼球，有时面带哭相。头发越长越粗，越来越多。随着连接肌肉和大脑的运动神经元的发达，胎儿可以按照自己的意志活动。通过超声波检查，可以看到胎儿的各种动作：有时踢腿、有时弯曲身体、有时伸展腰部、有时吮吸大拇指。

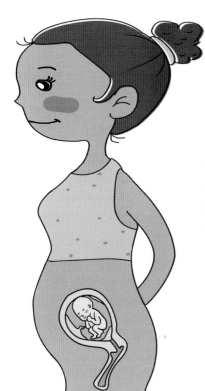

119

留意胎动异常信号

异常情况的常见原因及处理方法

异常情况	常见原因	处理方法
胎动突然加快	准妈妈受到剧烈冲撞，就会引起胎儿剧烈的胎动，甚至造成流产、早产情况	1.少去人多的地方，以免被撞到
		2.减少大运动量的活动
胎动突然加剧，随后很快停止运动	多发生在怀孕的中期以后，由于冲撞或刺激，导致出血、子宫收缩、休克等	1有妊娠高血压综合征的准妈妈，要定时去医院做检查，并依据医生的建议安排日常的生活起居
		2.避免不必要的外力冲撞和刺激
剧烈的胎动后突然停止	脐带绕颈或打结	1.一旦出现异常胎动的情况，要立即就诊，以免耽误时间造成遗憾
		2.准妈妈要细心观察每天的胎动，有不良感觉时要马上去医院检查

要呵护好脚

怀孕后负担最重的是心脏，但是脚的负担也不轻。要支撑增加10~14.5千克的体重，脊椎前弯、重心改变，怀孕末期由于松弛素的分泌，颈、肩、腰、背常常酸痛，脚更不堪重负，足底痛时有发生。此外，由于怀孕后准妈妈会额外大量地补充水分以供给身体所需，因此多少会有液体累积现象，多余的水分会累积在比较薄的组织下方，这就会造成脸的肿胀，而由于地心引力的作用，手、腿、足等部分液体滞留相对严重也会产生肿胀现象。生活中注意以下方面，可以有效减轻肿胀带来的不适感。

序号	注意事项
1	避免长时间坐着或站立，坐的时候避免交叉双腿，因为这样会阻碍下肢的血液循环
2	尽量避免仰躺睡姿，因为侧睡可以解除沉重的子宫对主要血管所造成的压力
3	要穿宽松、舒适的鞋，前后留有1厘米余地。鞋底要注意防滑，最好选择柔软天然材质的软皮或布鞋，可有效地减轻脚部的疲劳
4	准妈妈最好每天用温热水足浴，能缓解准妈妈双脚的肿胀

贫血怎么办

　　随着胎儿的生长，所需要的营养也越来越多，容易导致准妈妈贫血。即使准妈妈在怀孕前已经检测没有贫血，到孕期也会有贫血症状的出现。

　　为什么会产生这种情况呢？孕期缺乏铁、蛋白质、维生素B12、叶酸等都可造成贫血，而以缺铁性贫血最为常见。孕产期女性的总需铁量约为900毫克，而食物中的铁仅能吸收10%，一般人每日从膳食中摄取的铁基本可以维持收支平衡，但对准妈妈来说，因胎儿生长发育和自身贮备的需要，需铁量必然增多。

　　准妈妈每日食物中的需铁量应为30~40毫克，一般饮食不可能达到此需求量。因此，准妈妈体内贮备的铁被动用，若未能及时补充，或者入不敷出，就会出现贫血。

定期检查

　　在孕期里应定期检查血红蛋白、红细胞计数，有贫血症状可以及时发现。

服用维生素C

　　维生素C能够促进铁元素的吸收，多吃含维生素C的蔬菜、水果，同时补充维生素剂也是不可或缺的。

饮食调理

　　多吃含铁丰富的食物，并保证维生素B12、叶酸的摄入。在准妈妈日常菜单中，多加入一些动物的肝、肉类、蛋类、豆类及豆制品、牛奶、绿叶蔬菜、水果等，补充铁元素。对于中度或重度贫血患者，只靠饮食调节是不够的，可在医生的指导下服用一些铁剂。

本周
大事记

怀孕19周的准妈妈要注意多补充维生素、蛋白质、脂肪，每天保证摄入足量的蔬菜、水果、肉类、蛋类等，并且最好保证1周吃3次鱼，要多喝水、汤、牛奶等；还有每天补充钙片保证钙的足够摄取。在生活方面要尽量保持心情愉快，不要长时间站立，不要干重活，适量的运动，因为运动可以锻炼准妈妈的心肺功能，适应血液循环和呼吸系统不断增加的负荷。

医院检查的情况

下次产检的时间

写给宝宝的话

孕20周　胎儿的感觉器官迅速发育

胎儿和准妈妈的变化

准妈妈的变化

　　子宫逐渐向外膨胀，所以腹部会越来越大，而且腰部线条会完全消失。由于腹部的压力，肚脐会突出。从肚脐开始，妊娠纹会更加明显。从这时期开始，子宫会每周增大1厘米左右，而且会出现下腹部的疼痛。

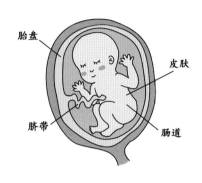

胎盘　皮肤　脐带　肠道

胎儿的变化

　　这个时期，胎儿的感觉器官获得快速发育。视觉、听觉、味觉、嗅觉等感觉器官的神经细胞得到全面发展。胎儿的皮肤区分为真皮和表皮，怀孕20周时，表皮变成4层。皮肤上有很多皱纹，而且从皮肤表面的皮脂腺上分泌出白色的胎脂。

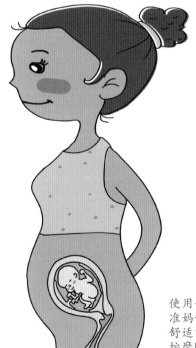

保证充足的睡眠

　　准妈妈最好的休息方式即是睡眠，通过适当的睡眠解除疲劳，使体力与脑力得到恢复。如果睡眠不足，可引起疲劳过度、食欲下降、营养不足、身体抵抗力下降、增加准妈妈和胎儿感染的概率，造成多种疾病发生。

使用一些辅助睡眠的用品，如侧卧睡垫或靠垫。在孕晚期准妈妈的腰部会承受较大的压力，所以需要特别的保护。舒适靠垫和睡垫，可以贴合准妈妈腰部的曲线，而且可以按摩腰部，减轻腰部压力，缓解腰部不适。

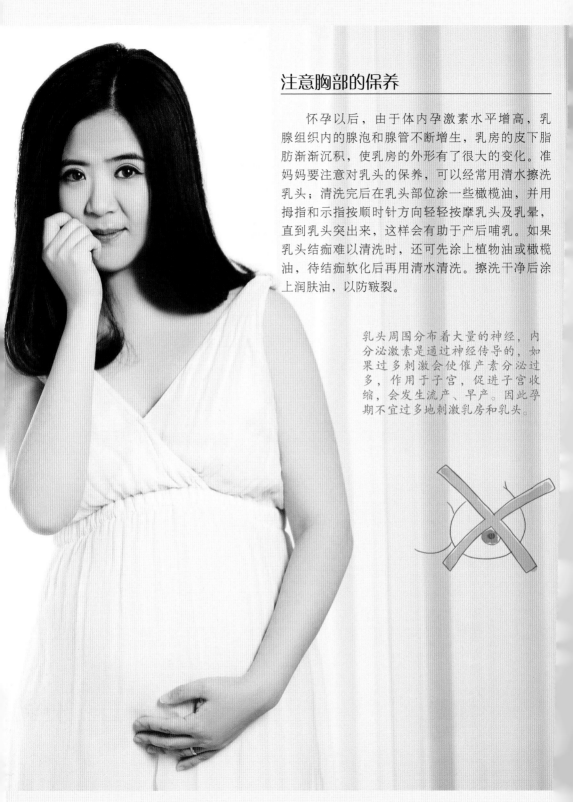

注意胸部的保养

　　怀孕以后，由于体内孕激素水平增高，乳腺组织内的腺泡和腺管不断增生，乳房的皮下脂肪渐渐沉积，使乳房的外形有了很大的变化。准妈妈要注意对乳头的保养，可以经常用清水擦洗乳头；清洗完后在乳头部位涂一些橄榄油，并用拇指和示指按顺时针方向轻轻按摩乳头及乳晕，直到乳头突出来，这样会有助于产后哺乳。如果乳头结痂难以清洗时，还可先涂上植物油或橄榄油，待结痂软化后再用清水清洗。擦洗干净后涂上润肤油，以防皲裂。

　　乳头周围分布着大量的神经，内分泌激素是通过神经传导的，如果过多刺激会使催产素分泌过多，作用于子宫，促进子宫收缩，会发生流产、早产。因此孕期不宜过多地刺激乳房和乳头。

要开始进行乳房按摩了

准妈妈应根据自身乳房的变化随时更换不同罩杯的胸罩，不能为了省事一个尺码用到底。尺码太小，过紧的胸罩会影响乳腺的发育，还会与皮肤摩擦而使纤维织物进入乳管，造成产后无奶或少奶。

从妊娠中期开始，乳腺真正发育起来，乳房明显变得丰满。持续按摩乳房有利于乳房的血液循环，使分娩后排乳通畅。因此，准妈妈最好从大约20周开始进行乳房按摩。每天有规律地按摩一次，也可以在洗澡或睡觉前进行2～3分钟的按摩。动作要有规律，乳房的上下左右都要照顾到。按摩的力度以不感觉疼痛为宜，一旦在按摩时感到腹部抽搐，应立即停止。方法如下：

1	首先保持乳头清洁，用拇指、示指、中指向内按压
2	用手指按住，扭动乳头
3	将乳头向外拉
4	用3个手指抓住，扭转乳头

一定要准时去医院进行唐氏筛查

唐氏筛查

从第2次产检开始，准妈妈每次必须做基本的例行检查，包括称体重、量血压、问诊及听胎儿的胎心音等。此外准妈妈可以在孕16周以上时，抽血做唐氏综合征筛检（以孕16～18周最佳），通常医生会建议准妈妈都选择这项检查。

唐氏综合征又称"先天愚型"或"21三体综合征"，特指21号染色体由正常2条变成3条，是我国发生概率最高的出生缺陷之一。患唐氏综合征的胎儿大多为严重智能障碍，并伴有其他问题，如先天性心脏病、白血病、消化道畸形等。

唐氏筛查注意事项

如果唐氏综合征筛检后显示属于高危人群，比如患有遗传病的、怀孕年龄大于35岁的、经常接触有毒物质的、接触大剂量放射线的、在怀孕期间得过风疹的以及既往自然流产3次以上的准妈妈，医生会建议进行羊膜穿刺检查（又名羊水穿刺），查看染色体有无异常。

至于施行羊膜穿刺的时期，原则上是以孕16～20周进行为最佳，主要是看胎儿的染色体异常与否。关于体重的增加，以每周增加不超过500克为理想标准。

腿部抽筋怎么办

腿部抽筋是因胎儿骨骼发育需要大量的钙、磷，并且准妈妈的钙补充不足或血中钙、磷浓度不平衡，从而发生腿部肌肉痉挛。当体内缺钙时，肌肉的兴奋性增强，容易发生肌肉痉挛。此时的准妈妈腿部肌肉的负担要大于其他部位，因此更容易产生肌肉痉挛。如果日常饮食中钙及维生素D含量不足，或缺乏日照，会加重准妈妈身体中钙含量的缺乏。

为了避免腿部抽筋，准妈妈应多吃含钙元素的食物，如牛奶、瘦肉、鱼肉等。谷类、果蔬、奶类、肉类食物都要吃，并合理搭配。如动物肝脏，除不含维生素C和维生素E外，几乎包含了所有的维生素，而且含铁丰富，搭配富含维生素C和维生素E的黄绿蔬菜一起食用，极为理想；维生素A含量高的食物，如胡萝卜，与含动物油脂的荤食一起煮熟后吸收概率更高。

小腿抽筋的应对措施

准妈妈发生小腿抽筋时，要按摩小腿肌肉，或慢慢将腿伸直，可使痉挛逐渐缓解。为了防止夜晚小腿抽筋，可在睡前用热水洗脚，也可以立即站在地面上蹬直患肢；或是坐着，将患肢蹬在墙上，蹬直；或请身边亲友将患肢拉直。总之，使小腿蹬直、肌肉绷紧，再加上局部按摩小腿肌肉，即可以缓解疼痛。

孕期失眠怎么办

整个怀孕期间，准妈妈都有失眠的可能。胎儿踢准妈妈的肚子、不断上厕所、日益膨隆的腹部等因素，都会令你在床上感到不舒服，你会发现入睡很困难，或者醒来后就无法再入睡。有些准妈妈还会围绕着分娩或胎儿做噩梦。

准妈妈应该保持一定的运动量，可以选择运动量小的活动，比如怡然自得的散步，是一种很好的运动形式。可以坚持晚饭后就近到公园、广场、体育场、田野、宽阔的马路或乡间小路散步。最好夫妻同行，同时说说心里话，既能缓解疲劳，也是调节和保持良好精神状态的妙方。坚持散步对准妈妈和胎儿的身心健康均有益处。但行程要适度，应避免着凉，否则会得不偿失。

选择舒适的床上用品

床铺	准妈妈适宜睡木板床，铺上较厚的棉絮，避免因床板过硬，缺乏对身体的缓冲力，从而转侧过频，多梦易醒
枕头	以9厘米（平肩）高为宜。枕头过高迫使颈部前屈而压迫颈动脉。颈动脉是大脑供血的通路，受阻时会使大脑血流量降低而引起脑缺血
棉被	理想的被褥是全棉布包裹的棉絮。不宜使用化纤混纺织物作被套及床单，因为化纤布容易刺激皮肤，引起瘙痒

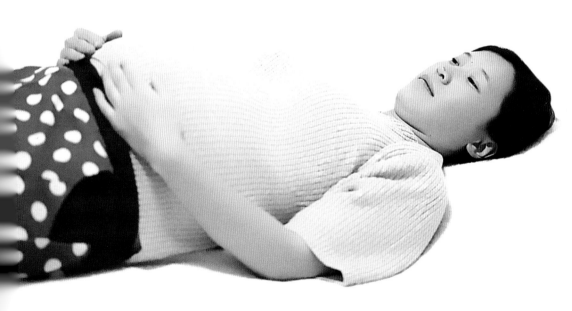

本周
大事记

怀孕20周的准妈妈在此期间由于食欲大增，又要保证自身和体内胎儿的营养供给充分，因此会尽量地多吃，而由于活动量的相对减少，所以很容易造成肥胖，并且食物营养的摄取过量还会导致妊娠高血压综合征的发生。过度肥胖的准妈妈发生流产、难产的概率也会增加，加大了怀孕的危险性。因此，此期间内，准妈妈应该注意控制饮食，防止肥胖的发生。

医院检查的情况

下次产检的时间

写给宝宝的话

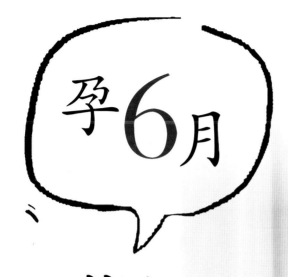

孕6月

保持愉悦的
心情

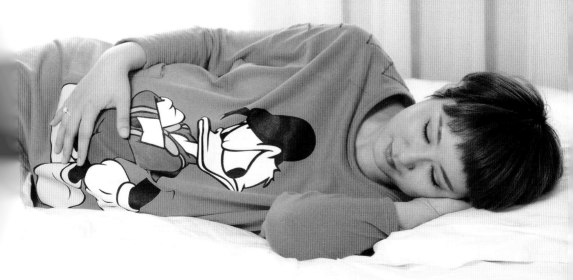

孕21周 胎儿的消化器官逐渐发育

孕6月专家提示（21~24周）

预防静脉曲张

怀孕期间准妈妈的下肢和外阴部静脉曲张是常见现象。静脉曲张往往随着怀孕月份的增加逐渐加重，这是因为：怀孕时子宫和卵巢的血容量增加，以致下肢静脉回流受到影响，增大的子宫压迫盆腔内静脉，阻碍下肢静脉的血液回流。

此外，如果准妈妈久坐久站，势必加重阻碍下肢静脉的血液回流，使静脉曲张更为严重。预防静脉曲张最好的方法就是要休息好，只要准妈妈注意平时不要久坐久站，也不要负重，就可避免下肢静脉曲张。此外，尽量不要穿紧身衣或者高跟鞋，而且不要盘腿而坐。平常休息时，要保持侧卧或者把腿放在椅子上或靠垫上。

如果已经出现静脉曲张，最好穿上孕妇专用减压弹力袜，来促进血液循环，而且要经常由下向上按摩静脉曲张的部位。

平时充分按摩，能减少小腿和大腿的静脉曲张症状。

定期产检

准妈妈每次到医院进行定期检查时，医生都会为其测量子宫底高度。子宫底高度是指从耻骨到子宫最高部位的长度。随着怀孕时间的增长，子宫底高度会越来越大，在标准值的基础上增加或减少2厘米左右时，都可以认定为标准。但是子宫底越高并不代表胎儿的发育就越好。某些情况下胎儿虽小，但是由于羊水很多，也会出现子宫底很高的情况。

子宫底高度只有在标准值范围内不断增加，胎儿的状态才是最理想的。

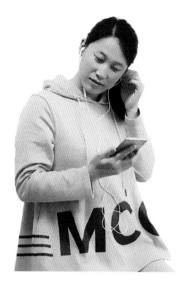

注意出行安全

　　孕6月准妈妈可以适当开车出行，但要注意时间，避免长时间驾驶。驾车时一定要戴上安全带，注意不要将安全带紧紧勒住腹部，避免在凹凸不平或弯曲的路面上行驶，更不要快速行驶，以防紧急刹车碰撞腹部！

进行糖尿病检查

　　怀孕6个月的准妈妈要进行糖耐量检查，这是因为有些准妈妈容易出现高血糖状态下的妊娠合并糖尿病。即使怀孕前没有糖尿病，怀孕中也可能会出现，所以必须接受妊娠合并糖尿病的筛查。

被确认为妊娠合并糖尿病时，要通过饮食和运动对血糖进行调节，病情严重时，还需要辅以药物治疗。

进行音乐胎教

　　从这个月的月末开始，可以给胎儿放一些优美、柔和的乐曲。每天播放1～2次，每次播放5～10分钟。这不仅可以使准妈妈保持愉快的情绪，也可以给胎儿的听觉以适应性的刺激作用。

孕6月的饮食指导

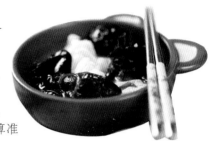

　　进入这个月，准妈妈和胎儿的营养需求猛增。为预防贫血，准妈妈不但要注意对铁元素的摄入，还要保证营养的全面均衡。由于准妈妈会比之前更容易感到饿，少食多餐是这一时期饮食的理想之举。随着胎儿增大，所需的营养也需要增加。本月的营养重点是补铁，就算准妈妈自觉不需要补铁，也要保证多吃含铁的食物。

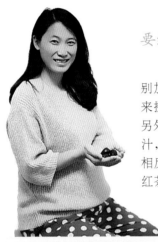

要继续补铁

　　这时期的准妈妈，血液量增加最多，要特别加强铁质的摄取。补充铁质最好通过食物来摄取，但如果准妈妈患有贫血，那么需要另外服用铁剂。服用铁剂时，最好同时饮用橙汁，这样可以提高铁质在人体内的吸收概率。相反，在服用铁剂时如果同时饮用牛奶、咖啡、红茶等，会抑制铁的吸收。

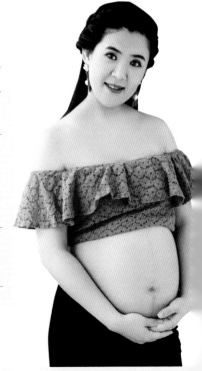

名　称	说　明
三价铁剂	三价铁剂不受食物或其他药物的影响，随时都能服用
铁蛋白	铁蛋白属于亚铁血红素成分，具有吸收概率高、不影响胃肠功能等优点，但是味道欠佳。另外，由于它容易受到其他药剂的影响，因此最好在空腹状态下服用
铁粉口服液	这是用牛奶蛋白质配制的制剂。人们可以用直接饮用的方式摄取，具有吸收概率高、不刺激胃肠的特点

要多摄取钙质

此时期是胎儿骨质变硬的关键时期，因此准妈妈要抓住这一黄金时间充分补钙。准妈妈每天对钙质的需求量为1200毫克，可以通过食物补充摄取，乳制品中就含有丰富的钙。摄取钙时，最好同时食用蛋白质食品，如果准妈妈在补充含钙食物时，与牛肉、猪肉等富有动物性蛋白质的食物一起食用，就能大大提高钙质的吸收概率。

要控制甜食的摄取量

孕中期，准妈妈若想控制体重，应该减少动物性脂肪的摄取量，最好用植物性脂肪代替动物性脂肪。与动物性脂肪一样危险的是甜食，甜食也是导致肥胖的根源，因此准妈妈不要一次吃下过多的甜食。

用干果替代零食

花生之类的坚果，含有有益于心脏健康的不饱和脂肪酸。但是因为坚果的热量和脂肪含量比较高，因此每天应控制摄入量在30克左右。

杏脯、干樱桃、酸角等干果，味美又可以随身携带，可随时满足准妈妈想吃甜食的欲望。

孕6月明星营养素

维生素D：促进骨骼生长

维生素D能够促进膳食中钙、磷的吸收和骨骼的钙化，妊娠期如果缺乏维生素D，可导致准妈妈骨质软化，严重时可引起骨折等现象，还可使胎儿发生先天性佝偻病。对于准妈妈来说，单纯靠晒太阳获取维生素D是不够的。

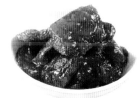

天然食物中维生素D含量较低，海鱼、动物肝脏、豆类、蛋黄等含量相对较多，瘦肉和奶中含量较少。

维生素D的每日摄入量不应超过15微克。因为照射阳光可促进维生素D的吸收，准妈妈最好每日有～2小时的户外活动。

如果维生素D缺乏严重，应在医生的指导下加服钙剂或鱼肝油。

钙：让胎儿更强壮

由于胎儿在母体内生长发育迅速，因此需要大量钙元素的补充。维生素D可以有效促进钙元素的吸收，准妈妈要在医生的指导下补钙。

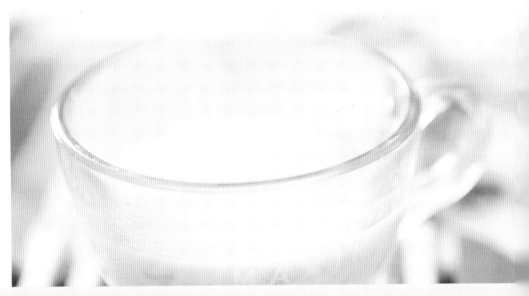

补钙首先应该从丰富食物种类，均衡饮食结构入手，其次才是选择补钙产品。牛奶、奶酪、鸡蛋、豆制品、海带、紫菜、虾皮、芝麻、山楂、海鱼、蔬菜等食物含钙较高。胎儿骨骼形成所需要的钙完全来源于母体，准妈妈消耗的钙量要远远大于普通人，单靠饮食中的钙对于一些准妈妈来说是不够的，这就要求在孕期适当补充钙剂。

不论准妈妈是否缺钙，胎儿都会从准妈妈血液中吸收大量的钙以满足其骨骼和牙齿的发育需要。如果准妈妈缺钙，不仅会影响胎儿骨骼和牙齿的正常发育，也有可能使准妈妈出现钙代谢平衡失调。若没能得到及时补充，准妈妈的骨骼和牙齿就会疏松，引起腰痛、腿痛、小腿抽筋及牙齿脱落、关节痛、水肿、妊娠高血压等病症，严重时可导致骨质软化症、骨盆变形，造成难产。

我国居民的膳食是以谷类食物为主，所以钙的来源甚少，钙摄入量普遍不足。准妈妈的钙摄入量早期每天摄取800毫克，孕中、晚期每日为1000～1500毫克。

胎儿和准妈妈的变化

胎儿的变化

从怀孕21周开始，胎儿的消化器官越来越发达，可以从羊水中吸收养分和糖分。通过对羊水的吸收，胎儿的消化器官逐渐发育。随着胎脂的增多，胎儿的身体处于滑润的状态。胎脂可以保护胎儿的皮肤免受羊水浸润的影响。

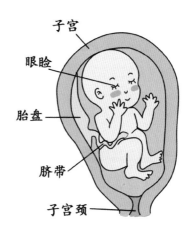

子宫
眼睑
胎盘
脐带
子宫颈

准妈妈的变化

从孕中期开始，准妈妈呼吸有些困难，稍微活动就会气喘。这是由于子宫向肺部移动的过程中压迫到肺部而引起的。

因为准妈妈体重会增加5～6千克，所以容易出现疲劳或者腰痛的现象。另外，在夜间容易发生脚部水肿或者小腿痉挛。睡觉前按摩小腿或使劲拉动疼痛的大脚趾，就能有效减轻疼痛。

这个时期，子宫已经上移20厘米左右，所以下腹部明显隆起。这么大的子宫会阻碍血液循环，压迫静脉，因此容易出现水肿或静脉曲张。

这样吃，长胎不长肉

肉类

肉类富含蛋白质。一般情况下，鸡肉的热量比牛肉和猪肉低一些。同一种肉类比较，瘦肉部分比肥肉部分热量低一些。必须吃蛋白质含量高的肉时，在烹饪过程中可以切除多余的肥肉。

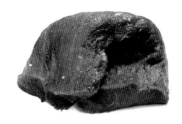

鱼类

不是所有的鱼类都是低热量、高蛋白的，也有跟肉类一样高热量的种类。鱼类中热量比较低的种类有：比目鱼、鳕鱼、偏口鱼等白色鱼种。通常鱼的背部蛋白质含量高，腹部的脂肪含量高。

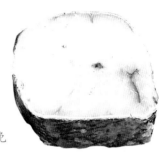

在烹调鱼类的时候，应尽量避免油炸，可以选择烤的方式。

豆制品

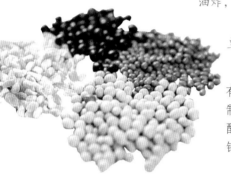

在食用豆制品时，注意要吃加热煮熟的，否则豆类中固有的抗营养物质，可能对人体造成不良影响。在食用普通豆制品的同时，某些发酵的豆制品如豆腐乳，也可以食用。发酵的豆制品不但易于消化，有利于提高大豆中钙、铁、镁、锌等的生物利用率，促进吸收，而且能使不利物质降解。

水果类

准妈妈在孕期可以多吃水果，但是水果中含有大量的糖分，所以要注意防止热量的过度摄取。香蕉、葡萄、凤梨等比较甜的水果热量较高，而柑橘类和水分多的水果热量相对较低。

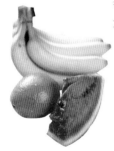

西瓜、柚子、草莓、梨等水果所含的热量比较低。

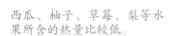

避免做危险动作

如站在小凳子上够取高处的东西、长时间蹲着做家务、双手抬重东西、做使腰部受压迫的家务等准妈妈都应避免做。住在高层建筑里的准妈妈，在没有电梯时应尽量减少上下楼的次数，爬楼梯易增加脊髓压力及损伤膝关节。

控制好体重

进入孕中期，准妈妈的体重应每个月增加2千克，但是也有体重增加超过3千克的情况。体重的过分增加，会导致难产、妊娠糖尿病、妊娠高血压综合征等，所以要特别注意控制体重。

定期测量体重对于准妈妈和胎儿都很重要。

计算体重的标准

每个准妈妈体重增加的程度各不相同，所以不必因为你比其他准妈妈胖很多或瘦很多而担心。孕早期准妈妈一般只会增重0.9～2.3千克，在怀孕中期大约增重6千克，怀孕晚期约增重5千克。

> BMI=体重千克数/身高米数的平方
> 例：体重54千克，身高1.6米，
> BMI=$54/1.6^2 \approx 21.09$

孕前体质指数（BMI）	孕期适宜的增加量（千克）
BMI≥28	增重8～11
BMI在24～28	增重10～12
BMI在18.5～24	增重11.5～12.5
BMI<18.5	增重13～15

对于不同体型的人，需要区别对待。偏瘦的准妈妈体重可以多增加一些，而偏胖的准妈妈体重增加要控制得严格一些。

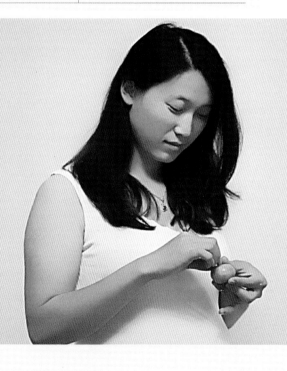

体重问题

有些准妈妈会出现水肿，这会导致体重的增加。水肿主要是由于血管扩张和血流加速，但也有很少数与肾脏、心脏、肝脏功能紊乱或者循环不良有关。经常锻炼、穿宽松的衣物可以改善循环。

控制体重，加强运动

这个时期，胎儿还不是很大，准妈妈也不是很笨拙，所以在孕中期适量增加运动量是非常适合的。

■ 游泳

游泳可以锻炼准妈妈的全身肌肉，促进血液流通，能让胎儿更好地发育。同时，孕期经常游泳还可以改善情绪，减轻早孕反应，对胎儿的神经系统有很好的影响。

■ 散步

散步也是一项很好的运动，既能促进肠胃蠕动，还能增加耐力，耐力对分娩是很有帮助的。散步的速度最好控制在每小时4千米，每天1次，每次30～40分钟，步行的速度和时间要循序渐进。

■ 体操

在家中持续做一些简单的体操运动也能取得很好的效果。体操可以消除压力、防止肥胖、锻炼肌肉和关节，并且有助于顺产。

胃灼热怎么办

产生胃部灼烧感的原因与食管反流有关，而且，随着怀孕月份的增大，发病概率也逐渐提高。由于子宫体积逐渐增大，腹腔内压力和胃内压力升高，胃内容物就容易倒流入食道下段，出现食物反流现象。在反流时，带有胃酸的胃内容物刺激和损伤了食道黏膜，从而产生胃部灼烧的感觉。

此外，在孕中后期时，由于孕激素分泌增加，可影响食道蠕动，减缓食管对反流物的清除，不利于减轻反流性食管炎的病情。当卧位、咳嗽和用力排便时，腹腔压力升高，也可加重食管反流。如再食酸性或辛辣刺激性食物，会进一步刺激黏膜炎症，使症状加重。

准妈妈远离便秘的苦恼

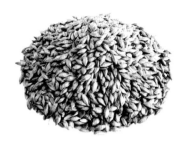

保持正常的饮食习惯

准妈妈一定要加强对早餐的重视，避免空腹喝牛奶，在食物方面应选择纤维素比较多的糙米、麦芽、全麦面包等，或者食用新鲜的水果蔬菜。忌食辛辣或者碳酸饮料等。

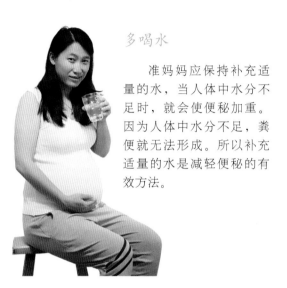

多喝水

准妈妈应保持补充适量的水，当人体中水分不足时，就会使便秘加重。因为人体中水分不足，粪便就无法形成。所以补充适量的水是减轻便秘的有效方法。

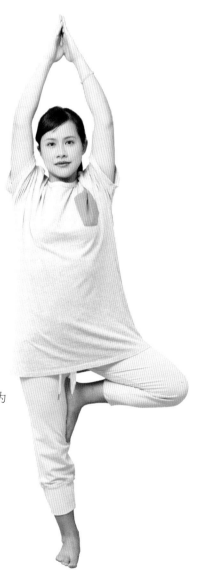

保证充足的睡眠和适量的运动

孕中期的准妈妈在睡眠方面应注意睡眠的质量和睡眠的姿势，因为睡眠是减轻疲劳最有效的方法。更为关键的是，疲劳减轻之后，准妈妈的精力会比较充沛，同时便秘的情况也会得到一定程度的缓解。

适当进行户外活动，坚持每日做适量的运动，如散步、做广播体操都有助于预防便秘。

本周
大事记

　　在孕21周时，准妈妈的身体明显不如前几周灵活，而且极易感到疲劳，身体疲劳对准妈妈和胎儿的影响很大。此时，准妈妈应注意休息。每工作一段时间后，准妈妈应休息5~10分钟来缓解工作中的疲劳。若条件允许，还可以到能够呼吸到新鲜空气的地方，做一做身体伸展运动。

　　充足的睡眠对准妈妈十分重要，只有在睡眠中，准妈妈的身体才能得到充分地放松。正常人平均每天的睡眠时间是8个小时，而已经怀孕6个月的准妈妈，在此基础上应保证午睡的时间。只有保证睡眠的时间和质量，胎儿才能得以正常的发育。

医院检查的情况

下次产检的时间

写给宝宝的话

孕22周　胎动更频繁了

胎儿和准妈妈的变化

胎儿的变化

这个时期，胎儿的骨骼已经完全形成。这时期的关节也很发达，胎儿能抚摸自己的脸部、双臂和腿部，还能吸吮手指头，甚至能低头。此时期胎儿的眼皮和眉毛基本上已完全形成，而且手指甲也能够覆盖到手指末端。

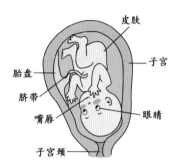

皮肤
子宫
胎盘
脐带
眼睛
嘴唇
子宫颈

准妈妈的变化

这个时期，平衡身体显得比较困难，所以平时要穿比较舒适的衣服和平底鞋。孕中期很多准妈妈容易出现贫血症状。最好充分摄取铁质，这样能有效预防贫血。富含铁质的食物有：海带、紫菜、木耳、香菇、猪肝、鸡肝、牛肉、猪肾、黄豆等。

保持一定量的运动

前面已经多次提到散步是适合孕期全过程的一项运动项目，而且适合所有的准妈妈，在散步的同时还可以和胎儿说话，对胎儿进行胎教。

适合此期准妈妈的运动还有孕妇操。准妈妈通过做孕妇操可以防止由于体重增加和重心变化引起的腰腿疼痛，能够松弛腰部和骨盆的肌肉，为将来分娩时胎儿能顺利通过产道做好准备。

预防妊娠高血压综合征

在孕20周以后，如果有血压升高、水肿，准妈妈就应该注意了。血压高的准妈妈，血液流通不畅，会出现头晕、眼花、胸闷及恶心呕吐的症状，而且由于母体不能顺利向胎盘供给营养，从而导致胎盘功能低下，造成胎儿所需的营养和氧气的不足、发育不全，甚至出现死胎。

定期检查

每一次检查，医生都会称体重、测量血压并验尿，还会检查腿部水肿现象。这些是判别妊娠高血压综合征的重要指标，如有异常，医生会及时诊治。

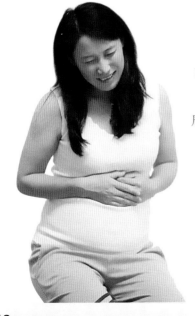

定时做产前检查是及早发现妊娠高血压综合征的最好方法。

减少盐分

盐分摄入过多会导致血压升高，影响心脏功能，引发蛋白尿和水肿。因此要严格限制盐的摄取，每天摄入量不要超过7克。

保证营养

大量摄取优质蛋白质、钙和植物性脂肪，蛋白质不足时会弱化血管，加重病情，同时注意摄取有利于蛋白质吸收的维生素和矿物质。

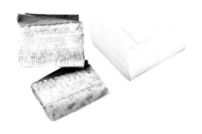

准妈妈不仅需要各种营养，还要有意识地减少摄入能导致肥胖的热量。

自我检测

准妈妈要经常为自己量血压、称体重，尤其是在孕22周以后，每周都应观察血压和体重的变化。

避免过劳

避免过度劳累，保障休息时间，每天的睡眠时间至少保证8小时，能降低妊娠高血压综合征的发生概率。

妊娠水肿怎么办

　　水肿是孕期的常见现象，而体重增加也是产前检查时医生和准妈妈关心的问题。总之，只要不是突然肿得很厉害或体重增加得特别多、特别快，准妈妈大都可以安心地度过孕期。

生理性水肿

　　约有75%的准妈妈，在怀孕六个月左右或多或少会有水肿情形发生，且在怀孕七八个月后，症状会更加明显。水肿是由于子宫越来越大，压迫到下腔静脉，因而造成血液循环回流不畅，这属于正常的现象。

生理性水肿大多是不会对胎儿造成不良影响的，这种水肿产后会自愈，所以准妈妈不用担心。

过胖的"肿"

　　孕中期准妈妈胃口大开，营养全面，没有切实地控制体重，到了孕后期，体重一下增加了不少，这样的准妈妈要注意饮食，不能让体重增加过多。

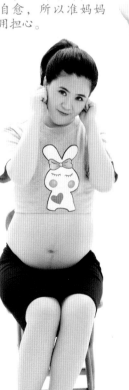

病态性水肿

　　病态性水肿则由疾病造成，例如，妊娠高血压综合征、肾脏病、心脏病或肝脏方面的疾病，这些疾病不仅会对准妈妈的身体造成不同程度的影响，对胎儿的健康也会有危害。且病态性水肿的症状，不仅呈现在腿部，双手、脸部、腹部等都有可能发生。如果用手轻按肌肤，肌肤多会呈现下陷、没有弹性、肤色暗蓝等现象。

143

远离水肿的困扰

这一时期，很多准妈妈都会出现手脚肿胀，尤其是下肢水肿的现象。这是孕期正常反应，不是病理现象，以下这些方法可以帮准妈妈远离水肿。

■ 调整生活习惯

调整好工作和生活节奏，不要过于紧张和劳累。不要长久站、坐，一定要避免剧烈运动或长时间的体力劳动，适时躺下来休息。如果条件不允许，也可以在午饭后将腿举高，放在椅子上，采取半坐卧位。每晚睡前，准妈妈可以准备好温水，浸泡足部和小腿20~30分钟，以加速下肢的血液循环。

■ 水肿异常要留心

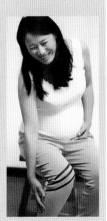

怀孕期小腿轻度水肿属正常现象。如果水肿延伸到大腿、腹壁，经休息后不消退，则很可能发展为重度妊娠高血压综合征，一定要去医院确诊，避免危险的发生。

■ 饮食调节

要注意饮食调节，多吃高蛋白、低糖类的食物，比如富含维生素B_1的全麦粉、糙米和瘦肉。饮食要清淡，注意限制盐分的摄取，多喝水。准妈妈不要因为水肿而不敢喝水，水分会促进体内的废物排出，缓解水肿现象。

■ 纠正穿衣习惯

为了预防水肿，准妈妈不要佩戴戒指，不要穿紧身衣或者套头衫、紧身裤、长筒袜或者到小腿的长袜，穿宽松的衣服及矮跟舒适的鞋子，保持血液畅通。

■ 进行按摩

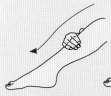 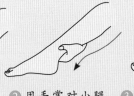 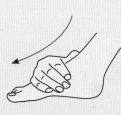 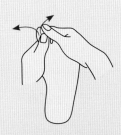

❶ 用手掌对膝盖下方的小腿进行推搓。

❷ 用手掌对小腿肚的中心线进行推搓。

❸ 用手掌从脚腕开始，直至脚背进行推搓。

❹ 用两只拇指对大脚趾中心进行挤压后，从脚趾的下方向上方进行推搓。

孕23周　变得有些迟缓和笨重了

胎儿和准妈妈的变化

胎儿的变化

　　宝宝身长大约19厘米，体重350克，这时胎儿体重开始大幅度增加，看上去已经很像小宝宝的样子了。皮肤依然是皱的、红红的。当然，褶皱也是为皮下脂肪的生长留有余地。五官已发育成熟，此外，宝宝的牙齿在这时也开始发育了，这时候主要是恒牙的牙胚在发育。23周的胎儿肌肉发育较快，体力增强，越来越频繁的胎动表明了他的活动能力。由于子宫内的胎儿经常活动，因此，胎位常有变化。这个时候，如检查出来呈臀位，也不必惊慌。

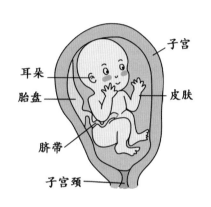

子宫
耳朵
胎盘
皮肤
脐带
子宫颈

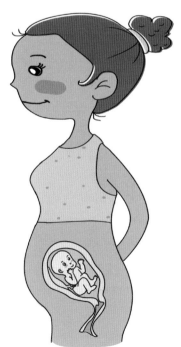

准妈妈的变化

　　到了这一周，准妈妈的子宫不断增大，压迫到肠道，导致准妈妈的肠道蠕动减慢，直肠周围血管受到压迫，从而引起便秘。如果准妈妈体内缺少水分，就会从肠道中吸取，这会使便秘更加严重。所以，准妈妈每天至少要喝2 000毫升水，同时，还要在饮食及生活细节方面多注意调节。

孕期痔疮可以没有

调整饮食是关键

准妈妈日常饮食中应多吃新鲜蔬菜、水果，尤其应注意多吃富含粗纤维的食物，如芹菜、韭菜、苦瓜、萝卜等，也要多吃些粗粮，如玉米、地瓜、小米等，这些食物除了含有丰富的营养物质外，还能刺激肠蠕动，防止粪便在肠道内堆积。准妈妈应该注意少吃或不吃辛辣刺激性的食物和调味品，少喝碳酸饮料。

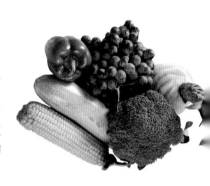

早饭前喝一大杯水，促进胃肠道的蠕动，方便排便，防止痔疮形成。

养成定时排便的好习惯

准妈妈要养成定时排便的好习惯。排便时间要相对固定，一般可定在某一次进餐后。排便习惯一旦形成，不要轻易改变，一旦有要大便的感觉就不要忍着，排便时也不要太用力，不要在厕所蹲太长的时间，因为这会对直肠下端造成压力而出现痔疮。千万不要蹲在厕所里看书、看手机，否则会增加腹压和肛门周围血流的压力，导致痔疮或加重痔疮。如果大便干燥，排便困难时可遵医嘱用些润肠通便的药物。

可以每天早晚进行一次提肛运动，每次30下。

适当活动和保健

准妈妈应防止久坐不动，提倡适当的户外活动，如散步、做孕妇操及打太极拳等。睡觉时尽量采取左侧卧位，这样能减轻直肠静脉的压力，有助于身体下半部的血液回流。适量的体力活动可增强体质，促进肠蠕动而增加食欲，防止便秘。每日早晚可做两次提肛运动，每次30～40遍，这样有利于增强盆底肌肉的力量和肛门周围的血液循环，有利于排便和预防痔疮，还可经常做肛门按摩来改善局部的血液循环。

血容量迅速增加，补铁要跟上

缺铁会导致贫血

进入孕中期，准妈妈的血容量会迅速增加，到了孕晚期，血容量比孕前增加30%～45%，约1 300毫升，但是，由于红细胞的造血量跟不上增加的血液总量，血液被稀释，就会出现贫血现象。孕期贫血虽然是正常现象，但如果置之不理，准妈妈就会出现疲劳、头晕、体力下降等情况，严重时会导致胎盘供氧不足，胎儿发育迟缓。

多吃富含铁的食物

多吃瘦肉、家禽、动物肝脏及血（鸭血、猪血）、蛋类等富铁食物。豆制品含铁量也较多，肠道的吸收率也较高，要注意摄取。主食方面则多吃面食，面食较大米含铁多，肠道吸收也比大米好。

多用铁炊具烹调饭菜

做菜时尽量使用铁锅、铁铲，这些传统的炊具在烹制食物时会产生一些小碎铁屑溶解于食物中，形成可溶性铁盐，吸收于体内。在用铁锅炒菜时，可以适当加一点醋，使铁转化为二价铁，提高身体对铁的吸收利用率。

口服补铁剂

如果准妈妈缺铁比较严重，日常饮食无法满足准妈妈对铁的需求，那就有必要根据医生的处方，通过服用补铁剂来补充铁了。如果经过医生检查，没有贫血，且铁储备充足，则没有必要服用补铁剂。

维生素C能够与铁形成螯合物，促进人体对铁的吸收。因此，准妈妈在补铁的同时要多吃一些富含维生素C的食物，新鲜的蔬菜和水果维生素C的含量都很高，如番茄、橙子、草莓、西蓝花等。

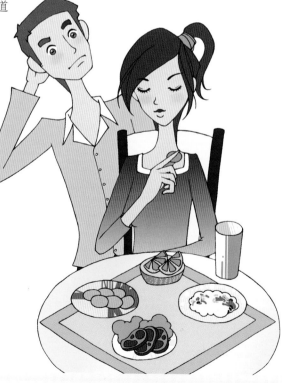

你的血糖稳定吗

吃不同颜色的果蔬

水果和蔬菜可确保肠道系统正常运转，有助于防止痔疮。专家建议准妈妈每天吃500克水果蔬菜。为确保你能获得最佳营养物质，一个实用的方法是吃不同颜色的水果和蔬菜。

摄取营养又不变胖的饮食

孕期的饮食管理最关键的要点是"重质不重量"。要有意识地注意营养的均衡摄取，像蛋糕等含糖和脂肪过多的食物最好避开，水果等可以适量选用。

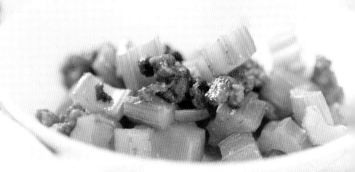

预防孕期血糖升高怎么吃

如果担心孕期血糖升高，最好采取以下方法进行日常饮食。

1.增加膳食纤维的摄入。膳食纤维可延缓糖的吸收，建议每日膳食纤维摄入量以30克左右为宜。

2.适量补充微量营养素。适当补充维生素C、维生素E、维生素B_1、维生素B_2等。

3.减少盐的摄入量。建议每天盐的摄入量应控制在7克以内。

4.合理分配饮食、安排餐次。每天早、中、晚餐摄入的能量按25%、40%、35%的比例分配。可酌情采用少食多餐、分散进食的方法，以减轻单次餐后胰腺的负担。

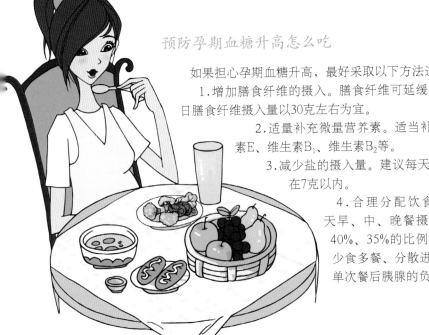

本周
大事记

    怀孕23周的准妈妈在这个阶段偶尔会感到头昏眼花，这是正常的现象。因为改变体位时会引起血流量的分布改变，而由于血液很大部分都给了子宫以支持胎盘和胎儿，导致盆腔和腿阻力很低，大量血液汇集在这里。当准妈妈快速地站起来的时候，盆腔和腿静脉中的血液需要几分钟时间来重新分布，而且脑中的血液缺失也会让准妈妈觉得头昏眼花。但即使准妈妈常感到头晕也不必过于紧张，腹中的胎儿并不会有危险，对子宫和胎盘的血液供给还是充足的。

医院检查的情况

下次产检的时间

写给宝宝的话

孕24周　胎儿超过500克了

胎儿和准妈妈的变化

胎儿的变化

胎儿的体重已经超过500克，而且为了呼吸做准备，肺部内的血管会进一步发育。胎儿经常张开嘴，重复喝羊水和吐羊水的动作，而且当脐带或手指在嘴巴附近时，胎儿的脸会反射性地朝着脐带或手指方向转过去。

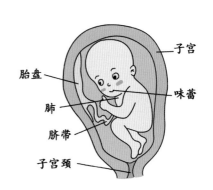

子宫
胎盘
味蕾
肺
脐带
子宫颈

此时期胎儿对外部声音更加敏感，而且很快熟悉经常听到的声音。由于胎儿在准妈妈的肚子里已经开始接触外部声音，所以出生后不会被日常噪声吓坏。

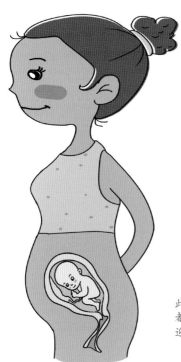

准妈妈的变化

准妈妈的子宫会上移到肚脐上方4~5厘米，体重增加过快时，腿部为支撑身体将承受很大的压力，所以腿部肌肉很容易疲劳。鼓起的肚子还会压迫大腿部位的静脉，因此腿部容易发酸或出现抽筋症状。这些症状经常在晚上睡觉时出现，准妈妈会被突如其来的腿痛所惊醒。

随着腹部逐渐增大，身体就会越来越笨重，且很容易莫名其妙地发脾气。怀孕中，激素的变化是出现频繁情绪波动的主要原因，体型改变身体变重也会给准妈妈压力，所以会有较大的情绪产生。

此时，应该以积极的心态去面对大部分女性都会经历的怀孕变化，并且以愉悦的心情去迎接即将到来的新生命。

预防妊娠糖尿病

妊娠糖尿病会使准妈妈平时正常的血糖值突然变高，但准妈妈却没有任何不适感觉。通常情况下，我们的身体会把所吃的食物分解成葡萄糖，并制造胰岛素，用来提取血液里的葡萄糖，然后转运到体内的细胞满足胎儿的需求。如果胰岛素分泌不足，加上准妈妈在孕期进食增多、运动减少、体重增加，大部分准妈妈极容易患上妊娠糖尿病。

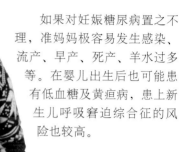

如果对妊娠糖尿病置之不理，准妈妈极容易发生感染、流产、早产、死产、羊水过多等。在婴儿出生后也可能患有低血糖及黄疸病，患上新生儿呼吸窘迫综合征的风险也较高。

准妈妈最好在孕18～32周到医院检查，且要特别咨询妇产科和糖尿病专科医生。

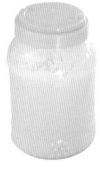

正确选择糖类

应尽量避免加有蔗糖、白糖、果糖、葡萄糖、冰糖、蜂蜜、麦芽糖的含糖饮料及甜食，可避免餐后快速的血糖增加。尽量选择纤维含量较高的未精制主食，更有利于血糖的控制。

多摄取纤维质

多摄取高纤维食物，多吃蔬菜、水果，不要喝果汁等，可延缓血糖的升高，帮助血糖的控制，也比较有饱足感。

严格控制热量

孕早期不需要特别增加热量，中、后期必须依照孕前所需的热量，再增加300千焦/日，注意不要过量饮食。

少食多餐

一次进食大量食物会造成血糖快速上升，且母体空腹太久时，容易产生酮体，导致血糖失衡。所以要少食多餐，将每天应摄取的食物分成5～6餐，特别要避免晚餐与隔天早餐的时间相距过长，睡前要补充点心。

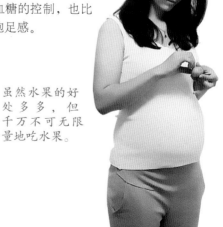

虽然水果的好处多多，但千万不可无限量地吃水果。

保持好心情

随着怀孕的进展和体形的变化，准妈妈可能会更脆弱，需要更多的关心。比如存在着一些担心和疑虑，如胎儿的性别、长相及胎儿发育是否正常，这些都是挂在准妈妈心中的大事，有时心情不好，会出现情绪波动。准妈妈一定要做好心理调试，保持好心情。

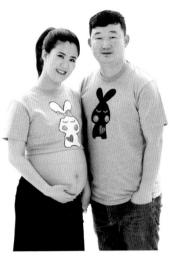

和准爸爸一起散步

在傍晚的时候，吃完晚饭和准爸爸一起出去散步，一边慢慢绕着小区走几圈，一边和准爸爸谈谈心，也让准爸爸和胎儿说几句话，让他感觉一下做爸爸的幸福。

让每天都有色彩

在心情有一些灰暗的日子里，要让周围环境充满色彩。比如花瓶中黄色的花朵，黄色的枕头、靠垫或黄色的桌布，它们有着神奇的魔力，当准妈妈的眼睛饱餐了欢快的颜色，心情自然也就好转起来。

多和胎儿交流

准妈妈可以给胎儿哼唱一首歌，或者与胎儿一同听音乐，与胎儿讲准妈妈对音乐的感受。准妈妈会在交流中感受到与胎儿息息相通。

孕期和胎儿交流有多种形式，不一定是说话，也可以是做一做孕期运动，温柔的抚摸一下肚皮感知胎儿的存在，同时也让胎儿感受准妈妈的爱抚。

准妈妈可能出现的心理变化	
1	难熬的孕早期已经过去了，自己的身体状况基本已经稳定，一般不会出现什么问题，可以松一口气了
2	肚子越来越大了，为了确保自己和胎儿的健康平安，家务活都不敢插手了
3	虽然距分娩还有一段时间，但自己已开始感到有压力了

你可能会关心的问题

口酸，味觉不好是否正常

正常的，这是因为怀孕后胃肠道蠕动减慢造成的逆蠕动，不要吃太甜的食物，保证胃肠正常蠕动，排便通畅。食物以简单清淡为主，可以吃一些八宝粥、莲子粥、莲子白木耳粥、莲子心茶、玫瑰花茶等，另外，要保持心情畅快，可以增加食欲。

准妈妈缺钙如何补

一般来说，准妈妈每天需要有1 200毫克的钙的供给，除了从食物中吸收，还要额外再服用600～800毫克的钙剂，准妈妈可以把600～800毫克的钙剂分成2～3次服用。1次服用尽量不要超过500毫克。

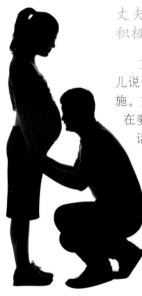

孕期缺铁怎么补

孕期容易缺铁，也容易产生缺铁性贫血，一般在孕中期的时候就要常规补充铁剂，现在市场上有很多孕期的铁剂，也可以就诊产科，让医生开药，孕期的用药最好是在医生的指导下服用。

丈夫经常和胎儿说话有什么积极效应

丈夫通过动作和声音，与胎儿说话，是一项十分必要的胎教措施。丈夫每天晚上睡觉前，把手放在妻子的腹部，跟胎儿说上几句话，丈夫抚摸妻子的腹部，对准妈妈产生的是良性刺激，这既是准妈妈的一种精神与肌体享受，胎儿也从中受益不少，尤其是对于情绪和精神紧张的准妈妈来说，这是一剂良好的安慰剂。

胎儿喜欢听到什么声音

胎儿非常喜欢听与准妈妈的声音同样的音调。但是，胎儿对准妈妈的声音记忆，与在子宫中所听到的准妈妈声音的高低，似乎没有太大的关系。宝宝出生后，准妈妈的声音听起来即使和在子宫中时听到的不同，胎儿还是感受得到并且记得准妈妈的声音。除了胎儿的听觉如此，刚分娩的妈妈也只会对自己的宝宝的声音有反应。

本周
大事记

　　本周提醒准妈妈注意的是，如果在怀孕24周以后，出现口干、多食、多尿、体重减轻等症状，则不排除妊娠期糖尿病的可能。如果以前没有糖尿病史，则孕期发生糖尿病的概率为3%；而如果有糖尿病家族病史、肥胖、死胎、新生儿死亡、前胎有巨婴症、羊水过多、超过30岁等，具有以上危险因素之一的准妈妈，就更应该重视孕期糖尿病的筛查。

　　准妈妈在怀孕24周左右时，应该学习一些有关早产的知识。如果你发现阴道分泌物像黏液一样，并有呈红色或有血迹，并且每小时收缩多于4次，出现这种状况时应该立即去看医生。

医院检查的情况

下次产检的时间

写给宝宝的话

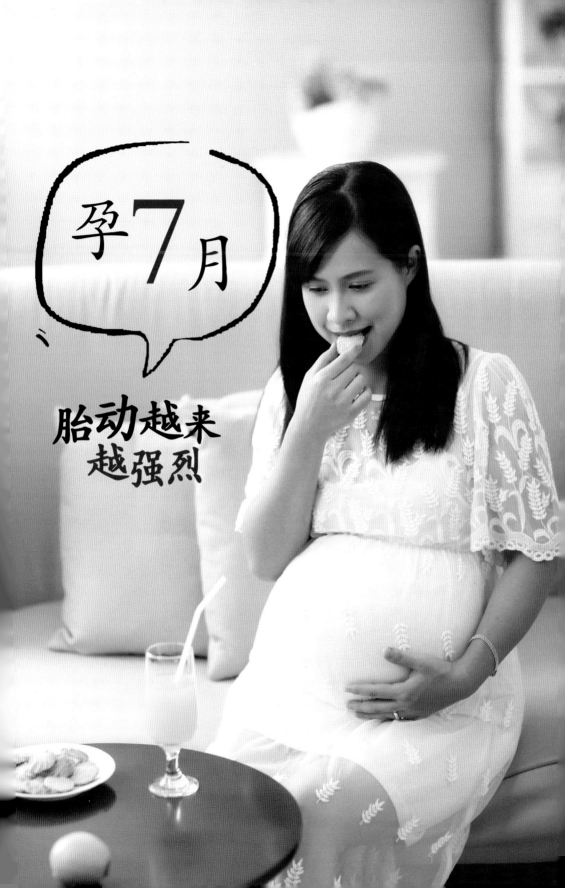

孕25周　身体越来越沉重

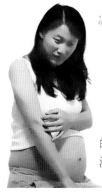

减少对皮肤的刺激

由于激素的平衡被破坏，所以在怀孕期间皮肤会变得非常敏感。准妈妈全身会泛红，同时长出很多米粒大小的疙瘩。有时准妈妈会感觉身体严重痒痛，甚至令人无法入睡。为了预防皮肤疾病，最好穿100%的纯棉内衣。另外，洗衣服时要比平时多漂洗几次，这样可以将洗衣液引起的皮肤刺激降到最低。

家务事要请别人帮忙

进入怀孕后期，由于肚子迅速隆起，向前弯腰变得非常困难。所以沉重的家务最好请准爸爸或别人帮忙，亦不要做清扫浴室、叠被子、提重物、擦地板等需要弯腰或给肚子增加负担的劳动。上下楼梯时，应在家人搀扶下或者扶着栏杆慢慢走动。

控制体重

维持正常的体重增加。营养的摄入只要能满足胎儿的营养需求就可以，营养过多会导致胎儿发育太快，使腹部弹性纤维断裂，产生妊娠纹。怀孕期间的体重控制在正常范围，就能够有效预防和减轻妊娠纹的出现。

加强母子交流

　　为了使胎儿顺利成长、发育，母子之间的接触是十分重要的，这是一种精神的、心理的情绪反应，这种相互作用也能决定孩子未来的性格发展。运用与胎儿对话的方式，可以达到语言沟通的目的。准妈妈一边听音乐，一边做放松练习，也能使胎儿完全沉浸于安定的状态。此外，通过按摩与胎儿沟通、定期进行放松练习、写日记以及与准爸爸交谈等，都是重要的功课。

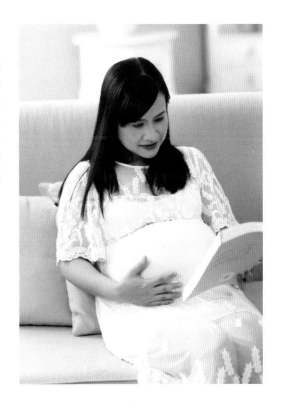

孕7月饮食指导

　　从第 7 个月开始，胎儿的身体长得特别快，胎儿的体重通常主要是在这个时期增加的。主要特点为大脑、骨骼、血管、肌肉都在此时完全形成，各个脏器发育成熟，皮肤逐渐坚韧，皮下脂肪增多。若准妈妈营养摄入不合理，或者是摄入过多，就会使胎儿长得太大，出生时造成难产，所以一定要合理地安排此时期准妈妈的饮食。

饮食要以量少、丰富、多样为主

　　饮食要以量少、丰富、多样为主，一般采取少食多餐的方式进餐，要适当控制进食的量，特别是高蛋白、高脂肪食物，如果此时不加限制，过多地吃这类食品，会使胎儿生长过大，给分娩带来一定困难。

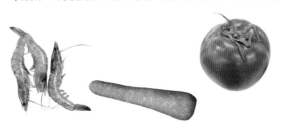

脂肪性食物里含胆固醇量较高，过多的胆固醇在血液里沉积，会使血液的黏稠度急剧升高，血压升高，严重的还会出现高血压脑病，甚至脑出血等。饮食的调味宜清淡些，少吃过咸的食物，每天饮食中的盐量应控制在7克以下，不宜大量饮水。

孕7月明星营养素

DHA：促进脑部发育

DHA是一种天然存在的多不饱和脂肪酸，能优化胎儿大脑锥体细胞膜磷脂的构成成分，与胎儿脑和视网膜的神经细胞的增长和成熟有直接关系。

不吃鱼虾的准妈妈可以使用正规品牌的含DHA的营养素来帮助胎儿大脑的发育，并且应在吃牛奶、豆浆、蛋、鱼、豆腐等富含蛋白质的食物时服用，以帮助其吸收。

直接摄食来源于动物性食物的DHA应当是准妈妈补充的最佳途径。鱼类脂肪中DHA的含量较高，包括金枪鱼、三文鱼、小黄花鱼、面包鱼、鲅鱼、石斑鱼、海鲈鱼、鲱鱼、鳗鱼、鲷鱼、黑鱼等，此外，基围虾的含量也较高。

建议准妈妈每周吃3～4次鱼虾类，其中包括一次海鱼，以保证胎儿DHA的供给。

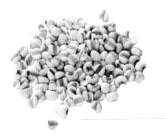

卵磷脂：胎儿脑组织的健康发育快车

卵磷脂能保证脑组织的健康发育，是非常重要的益智营养素。若孕期缺乏卵磷脂，就会影响胎儿大脑的正常发育，准妈妈也会出现心理紧张、头昏、头痛等不适症状。

含卵磷脂多的食物有大豆、蛋黄、坚果、谷类、动物肝脏等。

胎儿和准妈妈的变化

胎儿的变化

胎儿的身长约为22厘米，体重有700克左右。跟上一周相比，胎儿的体重增加100克左右。胎儿的大脑细胞以惊人的速度发育，身长变化很明显，并且子宫内的多余空间逐渐被填满。先前可以看到血管的透明皮肤逐渐泛红变得不再透明。

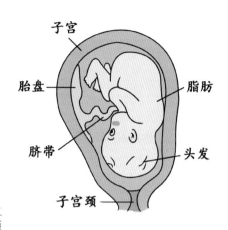

胎儿的全身被脂肪覆盖，而且覆盖皮肤的绒毛状胎毛沿着毛根方向形成倾斜的纹理。

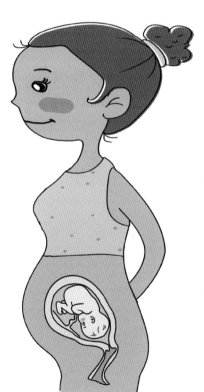

准妈妈的变化

准妈妈对光线非常敏感，而且眼睛非常容易干涩，感觉就像进了沙子一样刺痛。这是怀孕中经常出现的症状，不用过于担心，但如果这种症状比较严重的话，最好用眼药水临时补充眼睛的水分。有的准妈妈腹部、臀部和胸部上开始出现紫色的条状妊娠纹。这是由于皮下脂肪没能随着皮肤的膨胀而增加，而是导致微血管的破裂，因此出现妊娠纹。

你可能会关心的问题

孕25周视力突然模糊是否正常

不排除这是一些准妈妈在孕期的正常生理现象，但也有可能是妊娠期高血压引起的，如果准妈妈发现自己视觉异常，应及时到医院检查，以排除妊娠中毒症，若是妊娠中毒症，一定要卧床休息，忌盐和盐类调味品，按照医嘱服用镇静、降压及利尿药物。如果患者经过一段时间的治疗，自觉症状减轻，眼底病变好转，可以继续妊娠直到分娩。但如果视力越来越差，说明病情严重，准妈妈应在2周内中断妊娠。

买托腹带有没有必要

建议买一个既能减轻准妈妈负担，又不会伤害到胎儿的。但要注意的是，托腹带不可包得过紧，以免影响胎儿健康发育，晚上睡觉时应脱掉。应该选择伸缩弹性和透气性比较强的托腹带，方便拆下以及穿戴，还可防止子宫下垂，保护胎位，减轻腰部的压力。

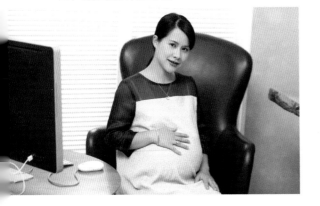

孕期长痔疮会不会影响顺产

痔疮一般跟分娩的方式没有太大的关系，平时要注意多走动，不要长时间地坐着，多吃点粗纤维的食物，多补充点水果和蔬菜。

准妈妈高血压怎么办

高血压是指收缩压在140毫米汞柱以上，舒张压在90毫米汞柱以上。女性有高血压，肾脏多半不好，一旦怀孕，由于胎儿的肾脏功能也是由准妈妈负责，如此一来，准妈妈会因为负担太大，使肾脏障碍更加恶化，而且，血压也会比以前有所上升。肾脏功能不好，有时想继续怀孕是相当困难的。通常，患有肾脏病或高血压的人，在未得到医生的许可前，必须采取避孕措施。万一怀孕，为了保护肾脏，一定要限制盐分的摄入，而且，要摄取豆腐等优质蛋白质。同时，为了抑制肾脏的工作量，应该尽量保持安静。平常血压很高、血亲中又有高血压的人，要注意避免罹患妊娠高血压综合征，以免危害胎儿。

孕期使用电脑要注意什么

目前电脑辐射对胎儿发育的影响没有科学的研究依据，但从优生优育的角度考虑，怀孕期间应减少上网的次数，上网时最好穿上防辐射服。

几种最适合孕期的零食

除了正餐外，准妈妈可适当地吃点零食，以满足每天所需的热量和蛋白质。以下推荐几种最适合孕期的零食：

苹果

苹果具有生津止渴、养心益气、健脾益胃的功效。准妈妈每天吃个苹果不仅对身体有好处，还可改善孕期抑郁。

栗子

栗子具有益气补脾、健胃厚肠、强筋健骨的功效，常吃有利于胎儿骨骼的发育。但栗子"生极难化，熟易滞气"，因此不可食用太多。

核桃

核桃能补脑健脑，提高机体的抵抗力。准妈妈常吃核桃，可促进胎儿的大脑发育。

奶酪

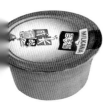

奶酪被誉为"乳品中的黄金"，是含钙最多的奶制品，而且这些钙很容易被吸收。对于准妈妈来说，它是最好的补钙食品之一。由于其所含的能量较高，每次食用不宜超过20克。

花生

花生享有"长生果"之美称，有和胃健脾、滑肠润肺的作用。由于其热量较高，每次食量不宜超过20克。

葡萄

葡萄补肝肾、益气血，并可预防孕期贫血与水肿。但患有妊娠糖尿病的准妈妈禁食。

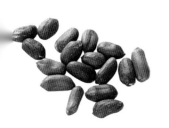

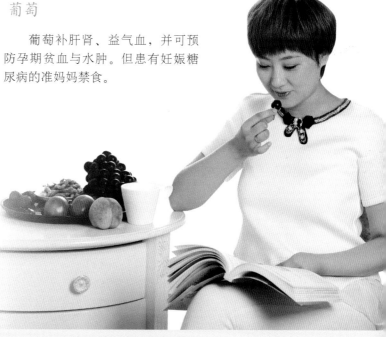

准妈妈可能出现的异常情况要警惕

准妈妈目前已处于孕中期末，因而极有可能会出现一些有别于妊娠早、中期的异常情况。知己知彼，百战不殆。只有准妈妈心里有所准备，遇到紧急情况才可能作出恰当处理。

妊娠高血压综合征

常常伴有头痛、眼花等表象，严重者可能出现昏迷或抽搐。妊娠高血压综合征是导致孕产妇死亡的一个危险因素，并可能会严重危及胎儿的生命安全。准妈妈应及时自查，出现类似状况尽早就医。

胎膜早破

具体症状是阴道突然涌出大量液体，而且持续不断，时多时少。一旦准妈妈胎膜破裂，诱发其他器官感染的概率就会增加，严重者可造成脐带脱垂。

如果准妈妈突然遭遇此种情况，自己和家人都要切记：使准妈妈平卧，抬高臀部，用担架或救护车送医就诊。

阴道出血

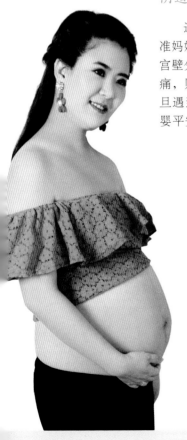

通常只是少许血性黏液流出，民间俗称为"见红"。随着产期临近，准妈妈子宫下段不断被拉长，以至于子宫下段及宫颈内口附近的胎膜与子宫壁分离，造成毛细血管破裂出血的情况。如果阴道出血，并无伴随性腹痛，则可能是胎盘位置异常，如胎盘前置、胎盘早期剥离等。准妈妈一旦遇到此种情况，应到医院检查处理，确认是否为早产先兆，以保母婴平安。

胎心率不稳

有的过快有的过慢，或搏动力量减弱。每分钟160次以上或120次以下，都视为胎心率异常不规则，说明胎儿处在不明危险的状况之中，应立即入院。

胎动次数减少

通常胎动每12小时不可少于10次。如果此间胎动次数减少，或12小时内未感觉到胎动。则很有可能是胎儿宫内缺氧的表现，准妈妈应立即入院。

本周
大事记

　　从本周开始，准妈妈做梦的次数可能会增多，并且比以往更加真实。这是由于压力的原因造成的，要了解梦只是潜意识的表现，并不代表着未来，准妈妈应该多和家人沟通交流，放松心情。

　　在体重的控制方面，准妈妈要注意了，尤其是那些在怀孕前就已经有超重现象的准妈妈更要提高警惕，过度的营养会导致妊娠期肥胖，而怀孕期间也更容易引起妊娠期糖尿病、水肿等并发症。如果在怀孕期间增重过多，这些并发症的发病概率就会随之增大。

医院检查的情况

下次产检的时间

写给宝宝的话

孕26周　胎儿700克了

胎儿和准妈妈的变化

胎儿的变化

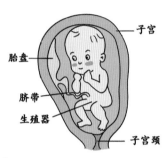

子宫
胎盘
脐带
生殖器
子宫颈

■ 胎儿开始有呼吸

　　胎儿肺内的肺泡开始发育。肺泡的数量会持续增加，到出生后会达到8个。肺泡周围为胎儿提供所需氧气、排出二氧化碳的血管数量呈几何级数增加。这时期鼻孔已经张开，可以利用自身的肌肉练习呼吸。但是肺内还没有空气，所以还不能进行真正的呼吸。

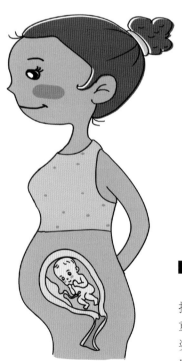

准妈妈的变化

■ 出现肋骨疼痛及下腹部疼痛

　　随着胎儿的成长，子宫会越来越大。怀孕7个月时，子宫增大至35厘米，所以它会推动肋骨向上移动5厘米。最底部的肋骨无法承受上移子宫带来的压力，便会向外弯曲，从而引起肋骨疼痛。

　　此时子宫还会压迫肠胃，所以经常出现消化不良和胃痛的现象。随着子宫肌肉的扩张，下腹部经常出现像针刺一样的疼痛。

■ 身体重心发生前移，加重腰痛

　　随着肚子变大，挺腰站直时身体的重心会向前移。为了保持平衡，必须把上身后倾。此时准妈妈的体重和背、腰肌肉的重量全部聚集到腰部，会加重腰痛，所以最好经常保持正确的姿势，平时注意多通过散步或能预防腰痛的体操来缓解腰部肌肉的疲劳。

孕中期出现这些症状不用担心

感到眩晕

怀孕初期，由于血液量的增加，准妈妈很容易出现晕眩症状。随着子宫的增大，阻碍大静脉内的血液流动，可能降低心脏的跳动频率。怀孕中期，准妈妈会经常出现晕眩症状。准妈妈缺铁时还会导致贫血，这也会造成眩晕。

腹部瘙痒

增大的子宫牵拉腹部的皮肤导致的皮肤肌纤维断裂，从而形成的腹部瘙痒，这种是正常生理现象，不用担心。另外，准妈妈新陈代谢旺盛，出汗多，也容易导致皮肤瘙痒。但是，若准妈妈的瘙痒源于胆汁淤积则需要警惕，要及时查肝功、胆酸，看是否有异常。

出现静脉曲张

怀孕期间，准妈妈膝盖后侧、大腿内侧、脚踝、外阴部、阴道壁、肛门等地方容易出现静脉曲张。随着子宫进一步增大，它会压迫大静脉导致血液循环不顺，而停滞的血液会扩大静脉并形成静脉曲张。分娩后，静脉曲张会消失，所以不用担心。

暂时性地出现晕眩症状时，可以打开室内门窗让自己呼吸新鲜空气，然后躺在床上安静休息。当因为缺铁出现贫血时，则应根据医生的处方服用补铁口服液，同时多食用富含铁质的食品。

手指、手腕发麻酸痛

进入怀孕中期，手指或手腕会肿胀并且伴随发麻、酸痛。尤其是早晨起床后症状更为严重。有时手会突然抽筋，连手指都伸不直。这是由于怀孕引起的全身水肿顺着手腕到达运动神经，使手腕和手指发生轻度麻痹。这些只是暂时性的现象，分娩后都会随着水肿的消失而自然消除。为了缓解疼痛，尽量减少盐分和水分的摄入量，经常活动手腕、手指或按摩这些部位。

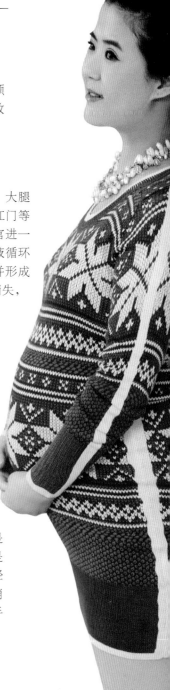

本周
大事记

　　准妈妈在怀孕26周的时候可能会觉得心绪不安，睡眠不好，常做噩梦，忧虑和紧张会对胎儿的发育十分不利，因此准妈妈要学会放松心情，可以做一些简单有趣的事情来调节一下自己的心情。比如自己做一些给宝宝的小衣服、绣简单十字绣等。

　　由于准妈妈体重的增加，身体臃肿不堪，很容易感动疲倦，此时准妈妈可以适当地听一听柔和、欢快的音乐，安抚、放松紧张的心情；不仅如此，听音乐也是一种艺术的享受，并且腹中的胎儿也能够听到音乐声，对胎儿的艺术细胞的发育十分有利，对宝宝的智力发育和成长也十分有好处。

医院检查的情况

下次产检的时间

写给宝宝的话

孕27周　胎动像波浪一样

胎儿和准妈妈的变化

胎儿的变化

　　胎儿的体重大约900～1000克，从头顶到脚底有30厘米。胎儿的眼皮已经完全形成，而且生成了眼球，所以可以睁开眼睛。瞳孔要在出生几个月后才能变为正常的颜色。眼睛可以看前面，也能调整焦距。另外，连接耳朵的神经网也比较完善，所以对一些声音能作出相应的反应。

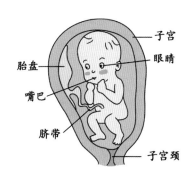

子宫
眼睛
胎盘
嘴巴
脐带
子宫颈

准妈妈的变化

　　这时期准妈妈血压会稍有上升，属正常现象无须担心。但若准妈妈收缩压在140毫米汞柱以上，舒张压在90毫米汞柱以上就会对胎儿及准妈妈产生严重影响。若准妈妈血压异常，应该立即前往医院接受专门医生的检查。

　　随着胎儿的不断生长，子宫在骨盆内也相应增大，容易压迫静脉，使血液回流受阻，造成下肢静脉曲张。

脐带绕颈怎么办

脐带绕颈并不可怕

　　胎儿在母体内并不老实，他在空间不是很大的子宫内翻滚打转，经常活动。每个胎儿的特点不同，有的胎儿动作比较轻柔，有的胎儿动作幅度较大，特别喜爱运动。胎儿在准妈妈的子宫内活动、游戏时有可能会发生脐带缠绕。

　　大多数的脐带绕颈往往都是由于脐带本身比较长，而恰巧胎儿又比较活跃，经常有大的翻身动作，这样就有可能使得脐带绕上脖子。当胎儿向脐带绕颈的反方向转回来时，脐带缠绕就会解除。当然，如果脐带绕颈圈数较多，胎儿自己运动出来的概率就比较小一些。

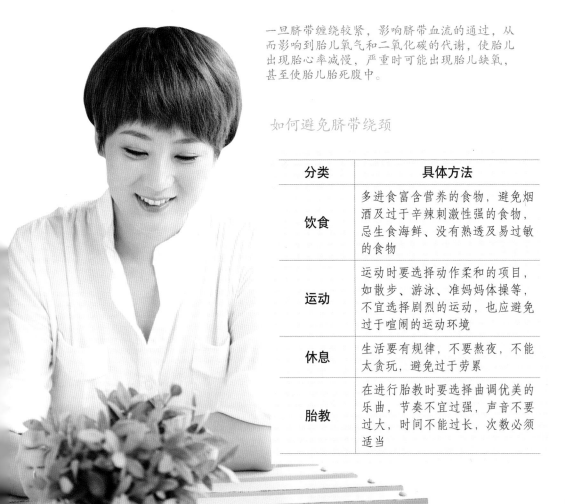

一旦脐带缠绕较紧，影响脐带血流的通过，从而影响到胎儿氧气和二氧化碳的代谢，使胎儿出现胎心率减慢，严重时可能出现胎儿缺氧，甚至使胎儿胎死腹中。

如何避免脐带绕颈

分类	具体方法
饮食	多进食富含营养的食物，避免烟酒及过于辛辣刺激性强的食物，忌生食海鲜、没有熟透及易过敏的食物
运动	运动时要选择动作柔和的项目，如散步、游泳、准妈妈体操等，不宜选择剧烈的运动，也应避免过于喧闹的运动环境
休息	生活要有规律，不要熬夜，不能太贪玩，避免过于劳累
胎教	在进行胎教时要选择曲调优美的乐曲，节奏不宜过强，声音不要过大，时间不能过长，次数必须适当

怎样才知道胎儿是否会脐带绕颈

直到分娩才能知道脐带是否缠绕在胎儿的颈部，所以许多准妈妈都担心胎儿会遭遇不测或她们需要通过剖宫产分娩。

这只是一个关于概率的问题。有时，通过B超可以得知是否存在此危险，但通常情况下胎儿自己会改变姿势，这种情况在做B超检查和分娩之间也会发生。

通常来讲，我们不鼓励准妈妈试图了解自己的胎儿是否被脐带缠住了颈部。因为脐带绕颈很少会对胎儿产生影响，更重要的是，无论是否会对胎儿产生影响你都无计可施。胎儿处于不断运动的状态，过一段时间他们很可能将自己解脱出来。

实际上25%的胎儿在母体内都会出现脐带缠绕颈部的情况。脐带很长，而子宫空间又有限，所以随着胎儿不断成长出现此种情况十分正常。

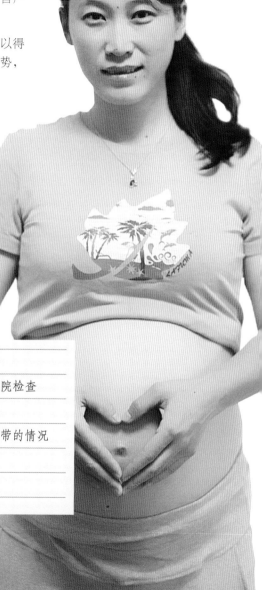

	给准妈妈的建议
1	学会数胎动，胎动过多或过少时，应及时去医院检查
2	羊水过多或过少、胎位不正的要做好产前检查
3	通过胎心监测和超声检查等间接方法，判断脐带的情况
4	不要因惧怕脐带意外而要求剖宫产
5	要注意减少震动，保持睡眠左侧位

本周
大事记

　　准妈妈从怀孕27周开始，就可以考虑准备宝宝的用品了。建议准妈妈，先把需要购买的宝宝用品详细列在购物清单上，然后再到婴儿用品专卖店进行购买。这样可以避免买到一些不必要的用品，浪费金钱。准妈妈在怀孕中后期会出现情绪比较低落的状态，实际上这是一种心理的自我保护，此时准妈妈容易出现情绪冷漠、较少关心他人活动、对周遭人事反应迟缓的现象。

　　此时准妈妈会表现出性欲减少，对此，准爸爸要给予充分的体谅和理解。

医院检查的情况

下次产检的时间

写给宝宝的话

孕28周　胎儿大脑迅速发育

胎儿和准妈妈的变化

胎儿的变化

　　胎儿身体长35厘米，体重1 200克。胎儿吞咽羊水时，其中少量的糖类可以被肠道所吸收，然后再通过消化系统运送到大肠。

　　下眼睑开始分开，眼睛能够睁开了，开始练习看物和聚焦。此外胎儿鼻孔已发育完成，神经系统进一步完善。

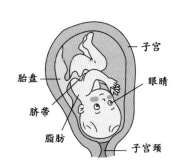

准妈妈的变化

　　准妈妈的负担明显增加，有些人可发生水肿、血压增高和蛋白尿，这些是妊娠高血压综合征的主要表现，尤其值得引起警惕，同时孕妈妈务必做贫血检查，若发现贫血一定要在分娩前治愈。

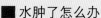

■水肿了怎么办

　　很多怀孕中的准妈妈，手腕、脚踝、手臂、腿等部位经常会出现肿胀现象，这种现象叫做水肿，夜晚或天气热时会出现严重的水肿。为了预防水肿发生，准妈妈最好穿宽松的衣服和鞋子，且暂时不要戴阻碍血液循环的戒指等首饰。准妈妈可以尝试以下的方法来改善水肿情况。

这些小动作可以预防水肿	
1	休息时垫高腿部
2	不要穿紧身的衣服
3	尽量避免长时间站立或坐着不动
4	穿平底鞋或舒适的鞋子
5	外出时，要穿准妈妈专用的高弹力长袜
6	不要穿紧身的衣服
7	多喝水，充分排出体内的沉积物
8	不要穿紧身裤、长筒袜或者超过小腿的袜子
9	维持规律的运动

胎位不正怎么办

什么是胎位不正

胎儿在子宫内的正常姿势是垂直的，有时也会横在子宫里，或是介于上述二者之间。另一种姿势是臀位，如果以这种姿势分娩，准妈妈多需要接受剖宫产手术。这一时间段的胎位对足月分娩无关紧要，可以不加干预。随着胎儿的胎头增大，多数胎儿能自行转成正常头位。

妊娠28周以后，特别是32周后，羊水逐渐减少，胎儿的活动空间受到限制，这一时间段的胎位一般越来越不易发生变化。

如此时进行产前检查发现胎位不正，应在医生指导下加以纠正，一般通过纠正可转成正常的头位，但矫正不必勉强。

胎位不正的怎么办	
1	横位应做选择性剖宫产。臀位分娩，初产妇多作剖宫产；经产妇，胎位异常、胎儿较小、骨盆够大者，可考虑自然分娩
2	横位如未及时处理，会导致脐带脱垂，胎死宫内，甚至有子宫破裂危险
3	臀位有破水后脐带脱垂的可能，分娩过程中有后出头的危险，会造成胎儿宫内窒息，甚至导致死亡
4	做好产前检查，预先诊断出胎位不正，及时治疗，如未转为头位，则先做好分娩方式选择，提前住院待产。可以预防分娩时胎位不正及避免因胎位不正造成的严重后果

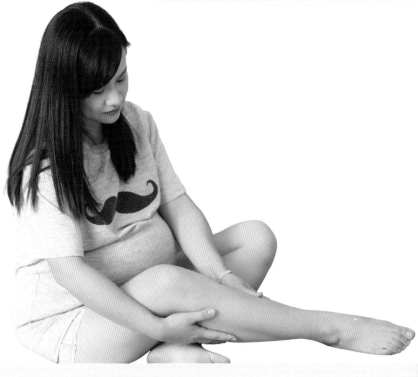

适合孕晚期的运动有哪些

孕晚期由于腹部和胸部变大，准妈妈的后背和肩部有可能疼痛。这时可以进行上半身和颈椎训练，这样可以防治颈部疼痛。但需要注意，在最后的12周内，不要做压迫静脉或者阻碍血液循环的运动。

缓解骨盆痛的保健操

准妈妈坐在有靠背的椅子上，身体挺直地靠在椅背上。这样一方面可以避免身体弯曲而增加腹部的压力，另一方面可把身体的重力转移于椅背，从而得到充分的休息。然后用靠垫来垫脚，两腿适当地分开，以免压迫腹部。站立时要保持身体直立，这样可尽力收缩前方的腹壁肌肉，使骨盆前缘上举，并有效缓解骨盆痛。

上下举手臂的运动

准妈妈舒适地坐在地板上，然后向上举起双臂，并反复地做弯曲或伸直肘部的运动。向上举起手臂时吸气，向下放手臂时呼气。用同样的方法重复做该动作。

抖手运动

用力握拳，然后慢慢地松手。从上到下放下手臂，同时用力抖动双手。该运动能促进血液循环，而且能缓解手部肌肉的紧张。

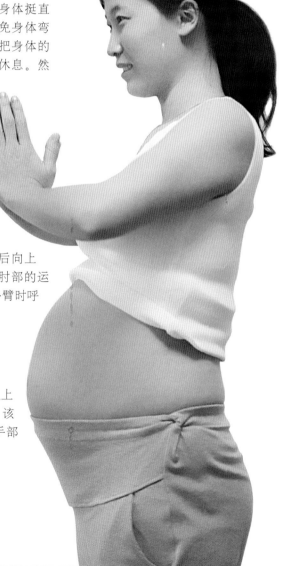

本周
大事记

在孕28周以后，准妈妈的产检要每周检查2次。在妊娠中后期，这种定期产检是非常有必要的。到了孕28周，准妈妈可以适当地做一些乳房按摩。因为怀孕后乳房腺泡和乳腺导管的大量增生，导致结缔组织充血，在怀孕四个月后乳头开始分泌少量的黄色黏液，此时做一些适当地按摩，可以为日后顺利进行胎儿的哺乳做好准备。

医院检查的情况

下次产检的时间

写给宝宝的话

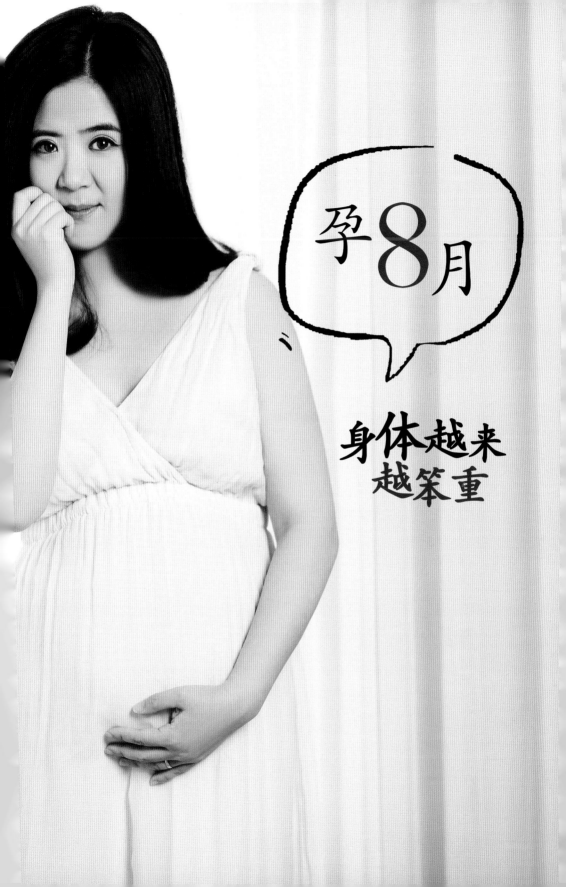

孕29周 进入孕后期

胎儿和准妈妈的变化

胎儿的变化

胎儿的身长达到37厘米，体重有1.25千克左右，怀孕29周时，胎儿能完全睁开眼睛，而且能看到子宫外的亮光，所以用手电筒照射时，胎儿的头会随着光线移动。

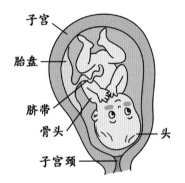

子宫
胎盘
脐带
骨头
头
子宫颈

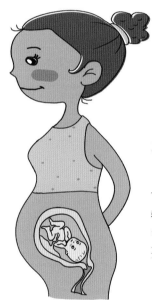

准妈妈的变化

这个时期，母体逐渐进入分娩准备状态。首先，为了顺利的分娩，子宫颈部排出的分泌物增多。所以外阴部容易感染接触性皮肤炎和湿疹，进而导致瘙痒。为了预防瘙痒，准妈妈要经常换洗内衣，保持身体的清洁。

孕8月专家提示（29~32周）

定期接受检查

如果准妈妈的健康状态没什么问题，而且胎儿的成长也很正常，那么从怀孕29周开始，每2周接受1次定期检查。最后1个月，则需要每周进行1次定期检查。进行定期检查时，对于平时出现的异常症状要详细告知医生，自己也要不断地收集关于分娩的各种资讯。

检查结果出现这些症状时怎么处理

■ 贫血

如果被确诊为贫血，就要更加认真服用铁剂。患严重贫血时，服用量应该比普通多出2倍。服用铁剂前后1小时之内，要避免饮用阻碍铁质吸收的绿茶或红茶。

■ 高血糖

米饭或面包等主食不必过分限制，但是饼干或水果等零食要少吃。蛋白质或脂肪的摄取也非常重要，但要少吃肉类，最好多吃新鲜鱼类或豆类。另外，要注意补充维生素和矿物质。

■ 水肿

出现水肿时，每天的盐分摄取量要减至7～8克。吃面时尽量少喝面汤；制作沙拉时，用柠檬或食醋代替酱油；尽量用绿茶代替冰凉饮料。坚持适当的运动，可以促进血液循环。

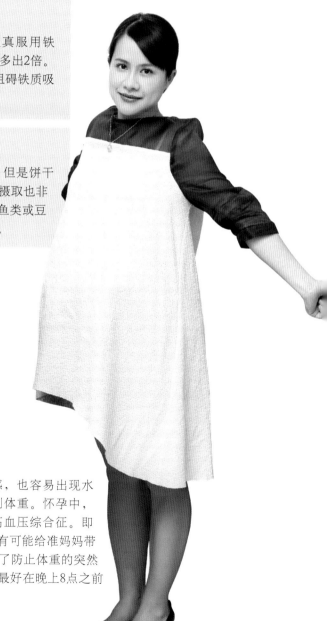

要留意体重的突然增加

怀孕晚期容易产生饱足感，也容易出现水肿，因此往往不能有效地控制体重。怀孕中，过分的体重增加会导致妊娠高血压综合征。即使产后水肿消失，体重过重仍有可能给准妈妈带来体型控制等多方面问题。为了防止体重的突然增加，平时要细嚼慢咽，而且最好在晚上8点之前吃晚餐。

该用药时还需用药

　　孕期不能乱用药不等于孕期不能用药，一些原本可以及早正确用药而治愈的，如腹泻、外伤、咳嗽、便秘等疾病若丧失治疗时机，拖成大病、重病，则会有损腹中胎儿的健康。

　　对于那些普通的细菌感染不及早使用抗生素抗感染，将引起准妈妈高烧不退，甚至可能发生高血压综合征、缺氧、休克，不但会造成胎儿先天异常，更可能因此而流产、早产或胎死腹中。

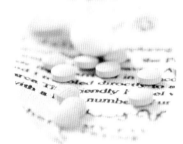

怀孕期间，有些药品是确实不能吃，这些药品大都在包装上注明了"孕妇忌用""孕妇慎用"等字样，医生也不会给准妈妈们开这类药。

孕8月饮食指导

　　这个时期，准妈妈的基础代谢增加至最高峰，胎儿的生长速度也达到最高峰，身体对营养的需求量很大。但多数准妈妈此时食欲不佳，可少食多餐，并根据自己的口味吃一些容易消化的食物。

多晒太阳，摄入充足的钙

　　在孕晚期，由于胎儿的牙齿、骨骼钙化需要大量的钙，因此准妈妈对钙的需求量明显增加。准妈妈应多吃芝麻、海带、蛋、骨头汤、虾皮汤等富含钙质的食物。一般来说，孕晚期钙的供给量为每日1200毫克，是怀孕前的1.5倍。此外，还应多进行户外活动，多晒太阳。

补钙最佳时间是在睡觉前、两餐之间，晚饭后休息半小时即可。

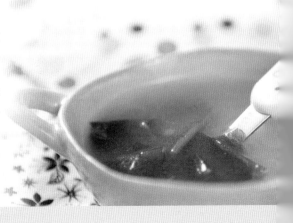

多吃一些能够减轻水肿的食物

有些准妈妈在这一时期已经开始出现水肿了。许多食物具有一定的利尿作用，食用后可以去除体内多余的水分。水肿的准妈妈不妨尝试下面的食物，这些食物既可以提供各种营养素，同时又不会出现服用利尿药物后对准妈妈和胎儿产生的不利因素。

■ 鲤鱼

鲤鱼有补益、利水的功效，准妈妈常食可以补益强壮、利水祛湿。鲤鱼肉中含有丰富的优质蛋白质，钠的含量也很低，准妈妈常吃可消肿。

■ 鲫鱼

鲫鱼是高蛋白、高钙、低脂肪、低钠的食物，经常食用，可以增加准妈妈血液中蛋白质的含量，改善血液的渗透压，有利于合理调整体内水分的分布，使组织中的水分回流进入血液循环中，从而达到消除水肿的目的。

不要暴饮暴食

准妈妈都希望自己拥有健康聪明的宝宝，因而在饮食上总是很注意加强营养。但是这并不意味着吃得越多就越好。过多食物的摄入，只会导致体重的大增，营养过剩，其结果是准妈妈出现血压偏高，胎儿过大。一方面，肥胖的准妈妈患上妊娠高血压综合征、妊娠合并糖尿病等疾病的可能性会更大；另一方面，胎儿的体重越重，难产概率就越高。因此，准妈妈应该科学地安排饮食，切不可暴饮暴食。

■ 冬瓜

冬瓜具有清热泻火、利水渗湿、清热解暑的功效，可提供丰富的营养素和无机盐，既可泽胎化毒，又可利水消肿，准妈妈可以常吃。

为了预防水肿发生，最好穿宽松的衣服和鞋子，且暂时不要戴阻碍血液循环的戒指等首饰。

多吃一些预防贫血的食物

■ 红糖

红糖含多种微量元素和矿物质，具有暖宫、补血的功效。食用时要注意：量不宜过多。

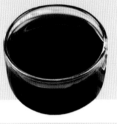

■ 动物肝脏

动物肝脏富含铁、蛋白质和脂肪，易于吸收，可快速补充铁剂。

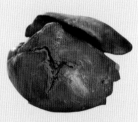

食用时要注意：不要进食过量，以免摄入过多脂肪。

■ 鸡蛋

鸡蛋含蛋白质丰富而且利用率高，还含有卵磷脂、卵黄素及多种维生素和矿物质，其中含有的脂肪易被吸收。食用时要注意：每天吃1~2个已足够，过多不易吸收，还会产生其他不利影响。

■ 芝麻

芝麻富含蛋白质、脂肪、钙、铁、维生素E。可提高和改善整体的膳食营养质量。

食用时要注意：选用黑芝麻要比白芝麻好。

■ 大枣

大枣富含多种微量元素，有助消化、补血，尤其和阿胶合用功效更佳。

食用时要注意：最好用金丝枣或大枣熬粥，或和阿胶同服，有助于吸收。

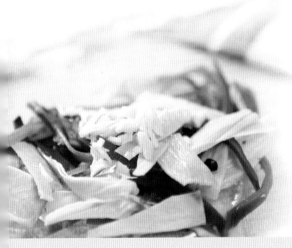

孕8月明星营养素

α-亚麻酸：促进胎儿大脑发育

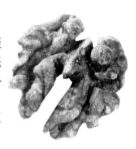

α-亚麻酸是组成大脑细胞和视网膜细胞的重要物质。如果摄取不足，会导致胎儿大脑发育不良，准妈妈也会疲劳感明显，睡眠质量下降。由于α-亚麻酸在人体内不能自动合成，因此必须从外界摄取。怀孕的最后3个月，是准妈妈重点补充α-亚麻酸的时期。在日常生活中，用亚麻油炒菜或每天吃几个核桃，都可补充α-亚麻酸。

维生素E：血管清道夫

研究认为维生素E缺乏与早产婴儿溶血性贫血有关。为了使胎儿储存一定量的维生素E，准妈妈应每日多增加2毫克摄入量。

我国居民目前烹调用油主要以植物油为主，因此不容易缺乏维生素E，但准妈妈仍应适量增加维生素E的摄入，建议每天在10毫克左右。维生素E与适量的维生素C和硒一同摄入时，其吸收概率会有所提高。

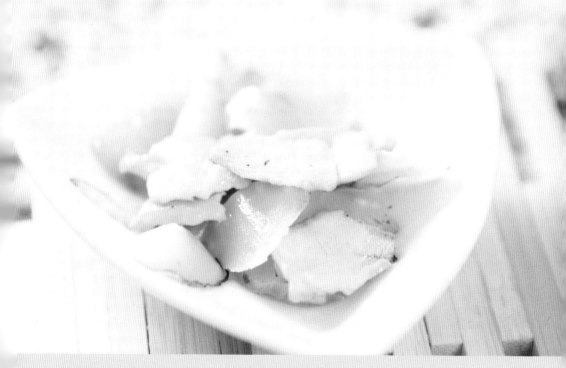

预防早产

早产的典型症状是阴道出血，而出血量因人而异。不过，怀孕5个月后的早产往往伴随着下腹疼痛，这是早产的主要特征。这种下腹痛跟分娩时的阵痛一样，一阵阵地收紧抽筋。

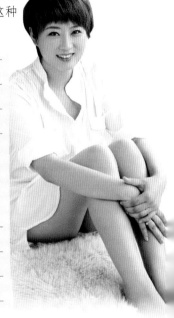

	预防早产的方法
1	充分的休息和睡眠
2	及时缓解各种压力
3	怀孕中参加剧烈运动容易引起子宫收缩并导致早产。散步或准妈妈体操之类的简单运动，既可以改善心情又能增强体力，所以要经常做。肚子疼痛时，随时躺下来休息以预防妊娠高血压综合征，准妈妈要尽量少吃特别咸的食物
4	考虑到准妈妈和胎儿的健康，要均衡地吸收营养
5	尽量避免压迫腹部，也不要提重物
6	准妈妈要经常清洁外阴部，以免感染

出现心慌气短怎么办

怀孕中后期，准妈妈出现心慌气促，呼吸困难等情况属于正常现象，这是因为当女性怀孕后，身体的新陈代谢加快，到了孕中期以后，机体耗氧量增加10%～20%，因此必须通过加快和加深呼吸，让肺的通气量增加约40%而使自身的需氧量得到保障。

妊娠后期增大的子宫迫使心脏向左上方移动，膈肌活动幅度也减小，由此使心脏负荷加重。由于上述原因，女性在怀孕后期偶尔活动量增大的时候，很容易出现心悸、心急等现象，但多数并不严重。

但是如果出现这些症状后，特别是症状持续时间长而且程度重时，则要引起准妈妈的重视，应该及时到医院检查。

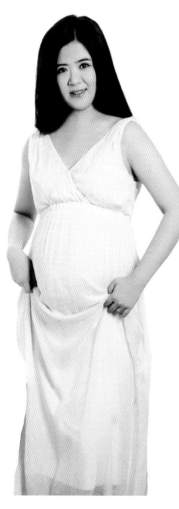

出现腹泻怎么办

病因

由于准妈妈体内激素水平的变化，胃排空时间延长，小肠蠕动减弱，极易受外界因素影响而腹泻。

产生腹泻的原因	
感染原因	细菌、病毒经消化道感染
饮食原因	食用粗糙、变质食物和不良饮食习惯，或由海鲜等食物过敏所引发
合并其他慢性疾病的原因	如甲状腺疾病、结核、结肠炎等

护理

急性期应禁食，以减轻食物对肠道的刺激，必要时要静脉输液，以防失水过多而脱水。

病初时宜进食清淡易消化的流质食物，如蛋白水、稀藕粉、蛋黄米粥、浓米汤等。随着病情好转，改为半流食，最后逐步过渡到正常饮食。

预防保健

1	肉类或海产品在食用前必须煮熟、煮透
2	不吃腐败、变质的食品
3	加工生食和熟食的餐具应分开，以避免交叉污染

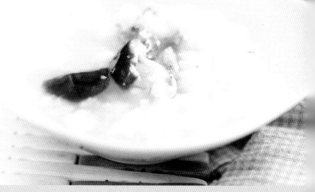

准妈妈要少食多餐

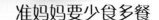

怀孕晚期，体重不会有很大的变化，由于子宫移到胸部以上，会严重压迫心脏。所以准妈妈容易感到不适应，食欲也有所下降。可将一日三餐分成4~5次吃。

注意餐次安排

餐次安排上，随着胎儿的成长，各种营养物质需求增加，胃部受到挤压，容量减少，应选择体积小、营养价值高的食品，要少食多餐，可将全天所需食品分4~5餐进食，可在正餐之间安排加餐，补充孕期需要的食品和营养。

饭后最好躺下休息半小时

众所周知，饭后马上躺下就会妨碍消化，容易发胖，但是准妈妈例外。饭后30分钟之内，脸朝右侧卧，这样能把血液集中到腹部，可以给胎儿提供充分的营养。

热能的分配上：早餐的热能占据全天总热能的30%，要吃得好；午餐的热能占据全天总热能的40%，要吃得饱；晚餐的热能占据全天总热能的30%，要吃得少。

本周
大事记

　　多种研究结果表明，准妈妈在孕晚期必须少看电视或不看电视，因为电视机所发出的声音对胎儿来讲既嘈杂又陌生，很可能导致胎儿长期得不到很好的休息。

　　孕29周可以适当地进行胎教。一般来说，胎教针对准妈妈而言居多。实际上，聪明健康胎儿的出生在很大程度上取决于准爸爸，因此准爸爸要多和胎儿说话，告诉胎儿你是多么渴望他的降临，你是多么爱他，让胎儿感受到准爸爸的爱。

医院检查的情况

下次产检的时间

写给宝宝的话

孕30周　胎儿的生殖器更加明显

胎儿和准妈妈的变化

胎儿的变化

胎儿整个身长可达38厘米左右，体重大约1.35千克。如果是男婴，睾丸在肾脏附近会沿着胯部移动到阴囊内。女婴阴蒂比较明显。虽然阴蒂还在小阴唇外面，但在分娩前几周，阴蒂就会移动到小阴唇内部。这个时期，胎儿的大脑发育很快，容纳大脑的头部也同时变大。这时候已经具备身体所需的全部器官，所以此时即使早产，胎儿的存活概率也很高。

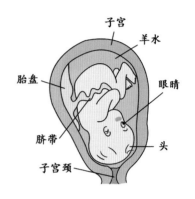

准妈妈的变化

随着子宫的增大，子宫底上升到肚脐和胸口之间，压迫胃和心脏，会出现胸闷和胃痛的现象。因为子宫开始压迫横膈膜，所以准妈妈会出现呼吸急促的症状。为了得到缓解，坐立姿势要端正，这样有利于减轻子宫对横膈膜的压迫。睡觉时，最好在头部和肩部垫上抱枕。

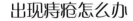

出现痔疮怎么办

病因

痔疮是一种慢性病，准妈妈痔疮的发病概率可高达76%左右。这是因为怀孕后随着胎儿一天天长大，日益膨大的子宫压迫下腔静脉，腹内压增加，影响了血液的回流，致使痔静脉充血、扩张、弯曲成团，从而形成痔疮。

预防保健

准妈妈早晚可散步、做体操。避免久坐、久站，适当增加休息。手纸宜柔软洁净，内痔脱出应及时托回。也可进行肛门收缩运动，定时排便，养成良好的排便习惯。

护理

痔疮初期时，主要依靠饮食调理，不吃辛辣食物，如胡椒、花椒、生姜、葱、蒜等；不吃油炸食物；少吃不易消化的食物，以免引起便秘。

可多吃富含膳食纤维的蔬菜和水果，如马齿苋、芹菜、白菜、菠菜、木耳、黄花菜以及苹果、香蕉、桃、梨、瓜类等。要多饮水，最好早晨起来后喝1杯淡盐水或蜂蜜水。这样可避免便秘，减少硬结粪便对痔静脉的刺激。

遇有便秘时还可多食一些含植物油脂的食物，如芝麻、核桃等。为了不使便秘形成，可少量口服或外用缓泻药，如蜂蜜、开塞露等。不宜服用大黄、番泻叶等泻药，以免引起早产。

可能会尿频以及尿失禁

准妈妈在咳嗽、大笑、打喷嚏、提重物或慢跑等某些运动时会排出一些尿液，也就是通常所说的压力性尿失禁，这在孕晚期或产后经常出现。尿失禁让人受窘，难以启齿。

尿失禁的原因

女性在孕29～32周，因子宫增大，压迫膀胱，易引起尿失禁。盆底肌本来就弱的人更易发病，但大多数女性在产后，随着膀胱所受压迫的消失，便会自然地得到改善。尿失禁从恶化到治疗痊愈可能颇费时间。所以，准妈妈最好从孕早期就认真做盆底肌运动。同时，准妈妈要注意，不要让自己的膀胱涨得太满，不要忽略想去厕所的感觉。

尿失禁的缓解方法

做骨盆底肌肉收缩运动可以增强骨盆底的肌肉力量，从而减轻压力性尿失禁。盆底肌体操非常简单，在许多场合都可以进行。准妈妈臀部肌肉用力，收缩肛门，坚持数到10后，由口缓缓吐气，放松。

呼吸一下后，反复进行。10次为1组，1天最少做5组才会有效果。当然这5组不必连续做，可分为数次进行。

多饮水、多排尿，尽量不憋尿，减少膀胱压力。睡眠和休息应取左侧卧位，减少增大的子宫对输尿管的压迫。

腰痛怎么办

保持正确的姿势

准妈妈走路时应双眼平视前方，把脊柱挺直，而身体的重心要放在脚后跟上，踏地时应由脚跟至脚尖逐步落地。

上楼梯时，为了保持脊柱挺直，这时准妈妈的上半身应向前略微倾斜，眼睛看上面的第3~4级台阶。

坐着的时候将臀部放在座位的中心，不要只把一半的臀部放在座位的边缘处。坐下后，轻轻扭动腰部，将身体的重心逐渐从脊柱调整到臀部。

怀孕期间准妈妈要将喜爱的高跟鞋脱下，暂且放起来，换上柔软舒适的平底鞋。晚上睡觉时，可以在膝下垫个厚点的垫子，这也有助于缓解准妈妈腰部受压。

在仰卧时，可以先把双腿弯曲起来，支撑起骨盆，然后轻轻扭动骨盆，直至把腰部调整到能舒适地贴紧床面为止。腰部酸痛的准妈妈，可采取平躺、双腿弯曲的睡姿，小腿下垫3~4个枕头，能有效地让腰部得到最大限度的放松。如果准妈妈采取侧卧位，需把腿一前一后弯曲起来。

饮食调节

腰痛者的饮食，一般与正常人无多大区别。但要注意避免过多的食用生冷寒凉的食物，即使在夏天，也不宜多饮过凉的饮料。对于性寒的水果，如西瓜，也不宜一次食用太多。对于慢性腰痛者，可服一些固肾壮腰的中成药，如六味地黄丸、肾气丸、十全大补丸等。根据体质和病情在医生的指导下适当选用。

轻微的运动

虽然怀孕期间不宜做剧烈运动，但是一些非常轻微的运动却是有益于准妈妈保健的。准妈妈可以做一些幅度较小的肢体运动，比如慢速游泳等（请务必注意卫生，而且持续时间不可过长）。

适时休息

如果准妈妈的工作比较繁忙或者要做家务活，就要学会忙里偷闲，适当的休息能有效缓解身体疲劳。尽管日程会安排的非常紧，但准妈妈会惊喜地发现，短暂的休息会给身体带来极大的舒适感。

本周
大事记

　　准妈妈进入孕30周后，胎动的次数开始变得频繁，胎儿在准妈妈的肚子里变得更加不安分起来，此时准妈妈一定要认真地记录胎动次数，做好自我监护。在正常的情况下胎动增多的现象，是胎儿活动频繁造成的，但也有另外的可能，就是胎儿缺氧。有时候准妈妈由于身体虚弱、劳累造成宫内缺氧；有时因为胎儿在子宫里的转动过程中会出现脐带绕颈的现象，这就会造成胎儿呼吸窘迫，这些情况如果发现不及时，就极有可能造成胎儿生命的危险。

医院检查的情况

下次产检的时间

写给宝宝的话

孕31周　更像"大肚婆"了

胎儿和准妈妈的变化

胎儿的变化

　　胎儿整个身长可达38厘米左右，体重大约有1.35千克。如果是男婴，睾丸在肾脏附近，它们会沿着胯部移动到阴囊内。而女婴阴蒂比较明显。虽然阴蒂还在小阴唇外面，但在分娩前几周，阴蒂就会移动到小阴唇内部。这个时期，胎儿的大脑发育很快，容纳大脑的头部也同时变大。这时候已经具备身体所需的全部器官，所以此时即使早产，胎儿的存活率也很高。

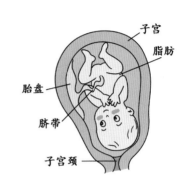

子宫
脂肪
胎盘
脐带
子宫颈

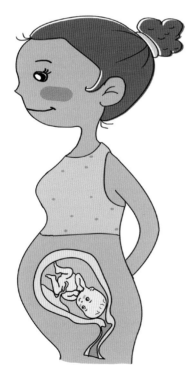

准妈妈的变化

　　随着子宫的增大，子宫底上升到肚脐和胸口之间，压迫胃和心脏，会出现胸闷和胃痛的现象。随着子宫的增大，它开始压迫横膈膜，所以准妈妈会出现呼吸急促的症状。为了缓解呼吸急促症状，坐立姿势要端正，这样有利于减轻子宫对横膈膜的压迫。睡觉时，最好在头部和肩部垫上抱枕。

准备好入院待产包

入院重要物品

物品	
入院证件	带好医院就医卡、母子健康手册，便于医生了解准妈妈情况
照相机、摄像机	摄像留念，注意要确保电量够用
手机	住院无聊时，产后痛苦时，可以用手机来听听音乐
银行卡和现金	两者都需要准备，一定要带好现金
笔记本、笔	不但可以用来记录阵痛、宫缩时间，还可以写日记

准妈妈用品

物品	
水杯1个	准妈妈用的水杯最好是带有吸管的，顺产的准妈妈进入产房后不方便起来喝水，所以用吸管会方便很多
一次性防溢乳垫1盒	准妈妈的乳汁分泌很多时，可避免弄湿衣服着凉，另外也能起到美观的作用
一次性防污垫1大包	防止准妈妈身体分泌物弄脏床单，医院有提供，但是量不够、价格高，自备一些可以省去很多麻烦
产妇卫生巾1包	分娩后会有恶露，需要垫产妇卫生巾
保温桶2个	给准妈妈吃饭喝汤或带饭用
微波碗1个	有的医院提供微波炉，可用来加热食物
塑料盆2个	准妈妈清洗时用
毛巾2条	准妈妈清洗时用
香皂1块	洗手用
梳子1把	梳理头发用
帽子1个	防止准妈妈产后受风
抽纸或者纸巾2份	清洁用
哺乳内衣2~3件	方便哺乳
束腹带1条	恢复身材，备用。上床后可以取下，以利于伤口恢复

本周
大事记

　　进入孕31周后，有些准妈妈会出现腿、脚部水肿，特别是到了晚上会肿得特别明显，用手轻轻摸一下都会感觉疼痛。此时可以检测一下，如果准妈妈的血压都正常，没有尿蛋白，那么这种水肿的现象就属于正常的，妊娠后会自动消失，准妈妈大可不必担心。

　　这个时期胎儿愈来愈大，准妈妈此时不适合做长途旅行。准爸爸可以陪着准妈妈去周围环境优雅、安静、空气清新的郊区或公园多走走，并注意不要太过劳累。

医院检查的情况

下次产检的时间

写给宝宝的话

孕32周　胎儿活动空间越来越小

胎儿和准妈妈的变化

胎儿的变化

　　胎儿的身高为42厘米，体重约为1.8千克。孕32周后，原本特别活跃的胎儿，明显地变得迟钝。这并不是胎儿出现问题，相反地，胎儿的成长非常正常。发生这样的状况是由于准妈妈的子宫内空间对胎儿来说日渐狭小，使得胎儿活动减少。

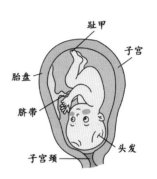

准妈妈的变化

　　随着胎儿成长，腹部的剩余空间会变小，胸部疼痛会更严重，呼吸也愈来愈急促。不过，当胎儿下降到骨盆位置后，症状就会得到缓解。在此期间，准妈妈只能忍受疼痛。平时养成端正的坐姿，有助于缓解胸部疼痛。

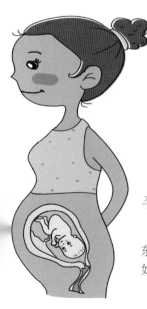

你可能会关心的问题

怀孕8个月准妈妈爱做梦怎么缓解

　　身子重、疲劳，要注意多休息、放宽心，建议左侧卧睡，平时多散散步。睡前可喝一些有助于睡眠的饮品，如牛奶等。

孕晚期尿蛋白偏高怎么办

　　这是怀孕后期的正常反应，但自己要注意，不要吃太咸的东西，而且要注意排尿，不要憋尿。注意产检，要认真对待，如果情况到后期更严重可以实行剖宫产。

怀孕8个月为什么会出现偏头疼

胎儿一天天大了，准妈妈的压力也会越来越大。经常睡不好觉，引起身体各个方面的不适，准妈妈可以试试缓解一下神经系统，经常听一些轻音乐对准妈妈和胎儿都好，再过一段时间可能准妈妈睡觉都睡不好，到时会更心烦，所以自己要学会缓解心情，可以多散散步，适当的运动也会让准妈妈心情放松。

孕期牙疼怎么办

孕期的牙科治疗受限制。最好能在怀孕前做牙齿检查，因为孕期不适合做牙齿治疗，若牙齿出现紧急状况，也只是做暂时性的治疗，拔牙或任何侵入性治疗需延至产后再进行。

怀孕8个月羊水过多是怎么回事

羊水过多多见于胎儿畸形、染色体异常、双胎、妊娠期糖尿病或妊娠合并糖尿病、母儿血型不合、胎儿水肿、特发性羊水过多（30%的羊水过多原因不明）等患者。

轻度或中度的羊水过多患者一般无需治疗，宜在密切监护下继续妊娠，必要时住院观察。

平时就要关注这些症状，进行定期检查更不能粗心大意。

定期检查，预防妊高征

孕后期最需要注意的就是妊娠高血压综合征。妊娠高血压综合征容易导致早产或难产，所以平时就要养成良好的饮食习惯并适当的运动，才能有效地预防妊娠高血压综合征。

如果能认真控制高血压、蛋白尿、水肿、体重的突然增加等，就能预防妊娠高血压综合征。

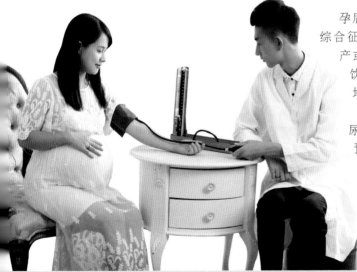

及时就医

如果出现妊娠高血压综合征症状，须用药物治疗，若胎盘功能不全日益严重并接近临产期，医生可能会决定用引产或剖宫产提前结束妊娠。

左侧卧位休息法

治疗妊娠高血压综合征最有效的方法是坚持卧床休息，取左侧卧位，使子宫血液更加流通，增加肾脏血流量，使水分更容易排出。

定期检查

定时产前检查是及早发现妊娠高血压综合征的最好方法。每次检查时，医生都会为准妈妈称体重、测量血压并验尿，还会检查腿部水肿现象。如有异常，医生会及早诊治，使病情得到控制。

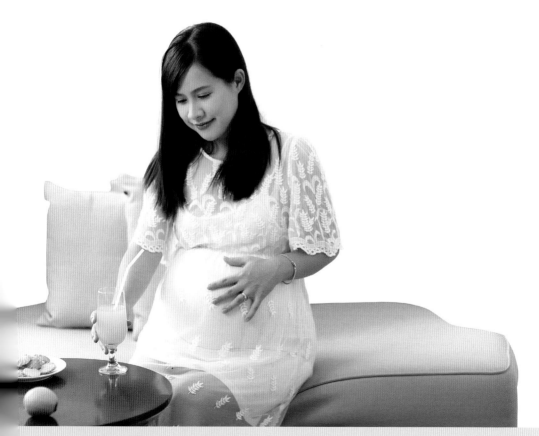

粗粮虽好，不宜过多食用

适合准妈妈吃的粗粮

■ 玉米

富含镁、不饱和脂肪酸、粗蛋白、淀粉、矿物质、胡萝卜素等营养成分。黄玉米籽富含镁，有助于血管舒张，加强肠壁蠕动，增加胆汁，促使体内废物排泄，利于新陈代谢。红玉米籽富含维生素B_2，准妈妈常吃可以预防及治疗口角炎、舌炎、口腔溃疡等核黄素缺乏症。

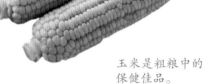

玉米是粗粮中的保健佳品。

■ 红薯

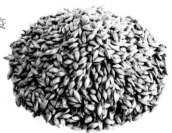

富含淀粉、钙、铁等矿物质，所含氨基酸、维生素A、B族维生素、维生素C远高于精制细粮。红薯还含有一种类似雌性激素的物质，准妈妈常食能令皮肤白皙、娇腻。红薯所含的黏蛋白（一种多糖和蛋白质的混合物），能促进胆固醇排泄，防止心血管脂肪沉淀，维护动脉血管的弹性，有效地保护心脏，预防心血管疾病，是准妈妈的营养保健食品。

■ 荞麦

含丰富的赖氨酸，能促进胎儿发育，增强准妈妈免疫功能。铁、锰、锌等微量元素和膳食纤维含量比一般谷物丰富。富含维生素E、烟酸和芦丁。芦丁能降血脂和胆固醇、软化血管、保护视力和预防脑出血。烟酸能促进新陈代谢，增强解毒能力，降低胆固醇。这些营养成分对准妈妈来说很有意义。

孕晚期需要做哪些检查

孕晚期要做的检查	
检查有无贫血	在孕早期、孕中期、孕晚期、分娩后1个月时，接受检查
尿蛋白、尿糖的检查	往接受诊断时检查
检查血压	为了早期发现妊娠高血压综合征，必须在诊断时加以测定
测定身高、体重	在初诊时量身高。每次诊断时均要测量体重
检查有无水肿现象	水肿现象为妊娠高血压综合征的预兆，正常准妈妈也会出现水肿
骨盆大小的测定	初诊时测定骨盆大小
其他	牙齿的检查等

什么情况下要入院待产

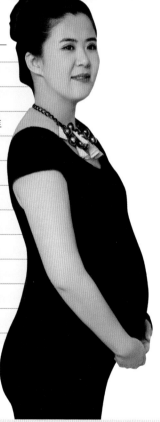

	需要入院的情况
1	胎位不正，如臀位、横位等
2	骨盆过小或畸形，或估计胎儿过大，预计经阴道分娩有困难
3	准妈妈有合并内科疾病
4	有异常妊娠、分娩史，如早产、死胎、难产等
5	有过腹部手术特别是子宫手术史，如子宫肌瘤剜除术等
6	临产前有过阴道流血，或有过头痛、胸闷、晕厥等
7	多胎妊娠
8	年龄小于20岁，或大于35岁的初产妇
9	妊娠高血压综合征，羊水过多或过少
10	胎动异常，或胎儿电子监护有异常反应

当准妈妈出现有规律的子宫收缩，子宫收缩持续时间达30秒以上，间歇10分钟左右，并逐渐增强，即入院待产较为适宜。

本周
大事记

　　进入孕32周后，准妈妈可能会面临身体上的许多突发状况。比如，体重突然增加，手、脚、脸部水肿，头痛，视力下降等。这些都有可能是子痫前期的信号，能够引起蛋白尿和高血压，对准妈妈和胎儿都有影响，要时刻留心，如果有异常现象，要立即就医。

　　本周开始，准妈妈要时刻注意控制体重，不要让体重增加过快。过量的营养会导致准妈妈生出体重过大的胎儿，这并非好事。因此，为了胎儿和准妈妈的健康，一定要注意适量饮食。建议准妈妈在家里准备体重秤，每天固定一个时间去称一下体重，这不失为一个控制体重的好办法。

医院检查的情况

下次产检的时间

写给宝宝的话

孕9月

离宝宝越来
越近

孕33周　胎儿能从膀胱中排出尿液了

胎儿和准妈妈的变化

胎儿的变化

　　胎儿的身高达到43厘米，体重会增加到2千克左右。除了肺部以外，其他器官的发育基本上接近尾声。为了活动肺部，胎儿通过吞吐羊水的方法进行呼吸练习。胎儿每天从膀胱中排出0.5毫升左右的尿液，所以羊水逐渐被胎儿的尿液取代。

　　若是男婴，此时胎儿的睾丸已经从腹部下移到阴囊内。但也有的胎儿直到产后，1个或2个睾丸都不能到达正常位置。不过，也不用为此感到担心。1周岁之前，睾丸通常都能正常归位。

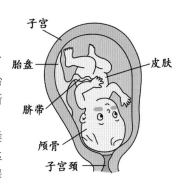

子宫
胎盘
皮肤
脐带
颅骨
子宫颈

准妈妈的变化

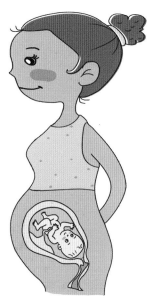

　　体重增加10～12千克，子宫压迫膀胱，导致排尿次数增加。这个时期，腹部的变化特别明显，又鼓又硬，使得肚脐都凸露出来。这时排尿次数会增多，而且有排尿不净的感觉。此外，打喷嚏或咳嗽时，可能有少量尿液会流出。这些都属于正常现象，分娩后会自然消失，所以不用过于担心。

　　随着分娩期临近，准妈妈的性欲也明显下降。除了有身体负担加重的原因外，更重要的是准妈妈惧怕分娩等心理方面的原因。所以在怀孕晚期，应该暂时节制性生活。提倡以轻柔的爱抚表达夫妻相互间的爱意，这也有助于减轻准妈妈的心理负担。

孕9月专家提示（33~36周）

不要过度劳累

怀孕后期不要过度劳累，要保持充分的休息，但长时间不活动也绝非良策。繁重的家务会导致早产，所以要特别小心。保持规律的生活节奏，这在怀孕后期非常重要。做家务时，如果觉得疲劳，就应该马上休息。

和丈夫一起练习分娩呼吸法

心情莫名烦躁时，可以和丈夫一起预演分娩的过程，练习分娩呼吸法。丈夫应该帮助妻子按摩肩膀和四肢，以缓解妻子身体的不适，抚慰妻子焦虑的情绪；妻子应该为顺利生产练习拉梅兹呼吸法和放松法，努力以愉快的心情迎接分娩时刻的来临。

做有助于哺乳的乳房护理

这个时期，乳腺很发达，所以轻轻按压乳头就能分泌出初乳。初乳可以保护胎儿免受各种疾病或细菌的侵害，因此，为了充分地喂养初乳，准妈妈应该在分娩前认真进行乳头保养和按摩，这种乳房护理对分泌乳汁很有利。

尝试安神定心的冥想胎教

到怀孕后期，腹中胎儿的情感已经变得很丰富。胎儿的心情会随着准妈妈心理状态的变化而发生相应的改变。因此，准妈妈平时应该努力保持平和的心态。休息的时候，可以进行冥想胎教，与腹中的胎儿就即将到来的分娩一事进行心灵对话。

准备住院用品

虽然已经知道预产期，但大部分准妈妈还是会提前或推迟分娩。一般情况下，分娩日期跟预产期有2周的差距，所以应该在怀孕第9个月的时候就做好分娩准备，以便临时住入医院。主要分娩必备品有：住院时所需的用品：婴儿用品、住院中产妇日常用品、出院用品等等。将这些用品统统装入一个大旅行袋里，然后放在准妈妈或家人都知道的地方。为准妈妈和婴儿准备的分娩必备品。

住院期间准妈妈所需的物品

健保卡，门诊手册，准妈妈手册，毛巾，基本化妆品，换洗用品，纯棉内裤若干，内衣，袜子，哺乳用胸罩和卫生巾，产妇专用卫生巾，开襟毛衣等舒适的衣服，出院时要穿的外套。

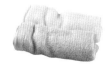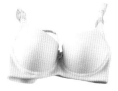

住院期间宝宝所需的物品

配方奶、奶瓶、尿布、婴儿短上衣（每个医院有所不同）出院时婴儿所需的物品婴儿睡衣、内衣、毛毯、尿布、奶瓶。

如果不是第一次分娩还要注意事先安排好照看大宝宝的人选。

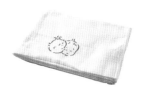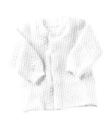

禁止性生活

在孕晚期，由于精神上的疲劳和不安，以及胎动、睡眠姿势受限制等因素，准妈妈可能经常会失眠。不必为此烦恼，失眠时看一会儿书，心平气和自然就能够入睡了。这个时期的准妈妈，为预防胎盘早破、感染和早产，性生活是被严格禁止的。需继续保护好乳房，每天用温水洗乳头，如乳头短小，应每天用手轻轻向外牵拉。

消除产前紧张情绪

如果你对分娩感到紧张，可以在家人的陪同下到准备分娩的医院去熟悉环境。在出现分娩信号时，准妈妈可以在家人协助下把入院所需的东西准备好，以免临产时手忙脚乱。平时休息时，做些清闲的事，慢慢地做松弛训练，听听柔和的音乐，看看书或杂志，或者为胎儿准备些东西。在心态如此平和的情况下，静静等待孩子的降临。

就要到冲刺的时候了，不要以肚子为借口放纵自己酣吃酣睡，适量运动有助于你顺利分娩。

适量产前运动

这个时候子宫已过度膨胀，宫腔内压力较高，子宫口开始渐渐地变短，准妈妈负担也在加重。此时，应减少运动量，以休息和散步为主，或者进行一些适合于自然分娩的辅助体操，准妈妈时刻准备着分娩的时刻的到来。

孕9月饮食指导

此时，准妈妈应补充足够的铁和钙，饮食上采取少食多餐的方式，多摄取容易消化且营养成分高的食物。总之，这个月的饮食目的之一，是为了使胎儿能够保持一个适当的出生体重水平，从而有益于胎儿的健康成长。

孕9月需要补充的营养素

由于胎儿最后发育的需要，这一时期，准妈妈的营养应该以丰富的钙、磷、铁、碘、蛋白质、多种维生素为主，少食多餐，清淡营养。孕晚期，便秘和痔疮容易发作，所以准妈妈在饮食方面可以进食富含膳食纤维的食物。

■ 蛋白质

每天需摄入75～100克/天，主要来源于肉类、鱼虾、豆类及豆制品、奶及奶制品、蛋类。以鸡肉、鱼肉、虾、猪肉等动物蛋白为主，可以多吃一些海产品。

■ 维生素k

建议70～140微克/天，主要来源于鱼类、肉类、奶及奶制品、蔬菜、水果、坚果等。通过天然的食材，即使供给大量的维生素K_1和维生素K_2也不易中毒。

■ 维生素B_1

需摄入1.5毫克/天，主要来源于谷类、豆类、干果、酵母、硬壳果类。准妈妈要注意维生素B_1的营养价值容易被高温或者紫外线破坏。

■ 钙

需摄入至少1000毫克/天，主要来源于奶及奶制品、豆及豆制品、深绿色蔬菜、骨汤。需注意膳食中的草酸、植酸、纤维素、维生素D会影响钙的吸收，尽量分开摄入。

■ 铁

需摄入25毫克/天，主要来源于动物肝脏和血、瘦肉、红糖、坚果、蛋、豆类、桃、梨。植物中的植酸、草酸、膳食纤维、茶与咖啡，牛奶中的蛋白质会抑制铁质的吸收，尽量分开食用。

孕9月宜吃食物

逐渐增大的胎儿给准妈妈带来负担，准妈妈易发生便秘。此时应该注意摄取足够量的膳食纤维，以促进肠道蠕动。必须补充维生素和足够的铁、钙及充足的水溶性维生素。

1．钙类：牛奶及制品、鸡蛋、豆制品、海带、紫菜、虾皮、芝麻、海鱼。

2．膳食纤维：大米、小麦、玉米、麦麸、大豆、赤豆、马铃薯。

3．维生素：蛋黄、蘑菇、西红柿、草莓、卷心菜。

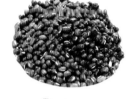

孕9月忌吃食物

怀孕9个月即将分娩，应当避免以下几类食品：一是甜食，以防引发妊娠糖尿病；二是寒凉食品，以防对胎儿不利；三是大补食品，有可能影响分娩。

1．甜食：蜜饯、蛋糕、糖果、巧克力、麦芽糖。

2．寒凉食品：柿饼、田螺、螺蛳、蟹、蚌、蚬。

3．大补食品：人参、桂圆、鹿茸、燕窝。

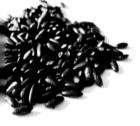

孕9月明星营养素

DHA：不可缺少的"脑黄金"

DHA是人体必需的多不饱和脂肪酸，是大脑、神经和视觉细胞中重要的脂肪酸成分，对人体生理功能的正常发挥及多种疾病的防治有着重要作用，特别是在胎儿大脑和视觉神经系统发育过程中，占有十分重要的地位。

如果在胎儿大脑发育的关键阶段缺乏DHA，可能导致胎儿脑细胞、视神经细胞生长和发育不正常，产生弱智、视力发育障碍；胎儿脑发育过程延缓或受阻，造成智力低下，还可能引起儿童期注意力不集中。

准妈妈除了要摄取多种食物，还要保证营养均衡，日常饮食中包含海产品、禽蛋类、坚果类等食物，也可以进行DHA的补充，建议每天DHA的摄入量以300毫克为宜。

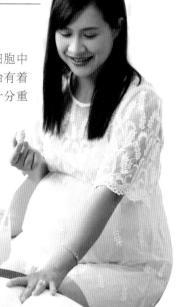

维生素A：骨骼发育的营养素

维生素A能够促进人体的生长发育，维持上皮组织结构完整和功能健全，并能参与视觉细胞内感光物质的构成，如果缺乏会造成准妈妈抗病能力低下，易患皮肤病，胎儿生长发育迟缓，视觉系统发育差。但是摄入过多，也有不良影响。

准妈妈缺乏维生素A，会出现皮肤变厚、上皮干燥、增生及角化，也可能引发流产、胚胎发育不全或胎儿生长迟缓等症状。严重缺乏时，可引起胎儿器官畸形。胎儿骨骼发育也离不开维生素A，准妈妈缺乏还会导致胎儿骨骼中的骨质向外增生而损伤邻近神经组织。但是也不可大剂量摄取维生素A，因为长期摄入过量的维生素A，可引起维生素A中毒或造成胎儿的畸形。

维生素A最好的食物来源是各种动物肝脏、鱼肝油、鱼卵、奶类、奶油和蛋等。植物性食物中存在的胡萝卜素在体内也能转化成维生素A，因此胡萝卜素又称为维生素A原，含胡萝卜素高的蔬菜有胡萝卜、红辣椒、青花菜等，橘色、黄色、红色果蔬和绿叶蔬菜中也含量丰富。

你可能会关心的问题

羊水少能否自然产

羊水深度在3～7厘米为正常，羊水少，胎儿可能会有点偏小。胎盘不够成熟，最好住院观察治疗，临产时还没有改善的话就只能剖宫产了。

分娩需不需要刮阴毛和灌肠

这种情况是需要的，这样才能保证准妈妈在分娩期间相对的卫生，而且分娩时不会有细菌的存在，准妈妈不用紧张，不会影响胎儿。

腹部发硬并且有褐色分泌物是否要马上到医院去

这种现象应该是一种产兆，医学上叫见红。如果是第一胎的话不需要那么快去医院的，只要自己注意观察即可。腹部硬是宫缩的特征，上述这个情况应该不是强烈宫缩，但是要注意胎动的情况，如果腹部开始一阵一阵的痛，有异常则需要就医。

孕晚期为什么会嘴唇脱皮且常口渴

孕晚期由于胎儿体重增加，子宫压迫膀胱会有尿频的现象，多喝水可补充水分，一天6~8杯为宜，若饮水过多会引起水肿现象。嘴唇脱皮可能是B族维生素类缺乏，可适当多吃些大豆制品。

孕晚期食量减少怎么办

这种情况是正常的。到了孕中后期，随着胎儿长大，会顶着胃，准妈妈会有胃灼热、没胃口的情况出现。这个时候，心情放轻松一点，并且少食多餐，同时，吃些易消化的青菜和水果。

此时应避免过量的饮食，并减少热量高的食物。总之，不要让肚子太饿，也不要暴饮暴食。

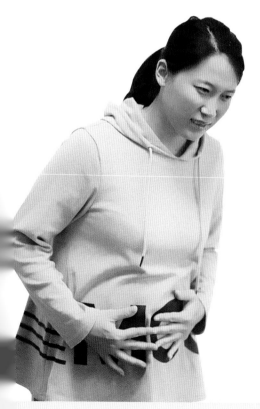

胎动异常是不是临产征兆

胎动的次数并非恒定不变的，在怀孕28~38周，是胎儿活跃的时期，以后稍减弱，直至分娩，准妈妈的运动、姿势、情绪以及强声、强光和触摸腹部等，都可引起胎动的变化。不用太担心，您可以到医院检查一下再确定胎儿的发育情况。

孕晚期阴道出血的主要原因

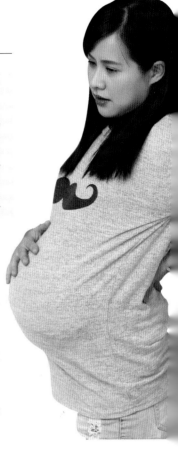

1	妊娠晚期阴道出血，即指妊娠28周后的阴道出血，最常见的原因为前置胎盘和胎盘早期剥离
2	妊娠晚期，无原因、无腹痛、反复发生的阴道出血是前置胎盘的主要特征
3	此外，引起妊娠晚期阴道出血的原因还有宫颈病变，如宫颈息肉、糜烂，子宫颈癌等

难产易出现哪些症状

难产时，准妈妈可出现下列症状：产程延长、产程进展缓慢，或到一定阶段不再继续进展。正常时，初产妇与经产妇产程长短不同。经产妇生过孩子，产道经过胎儿扩张较松弛，对再次分娩出胎儿的阻力较小，所以，分娩进展较快，产程较短；而初产妇较经产妇产道紧，对胎儿娩出的阻力相对大些，故分娩进展较慢，产程长些。不过，也不全如此。

产程延长可表现为潜伏期延长、活跃期延长、活跃期停滞、第二产程延长或停滞，及总产程延长等形式。

■ 潜伏期延长

从规律宫缩开始，至宫口开大2~3厘米为潜伏期。正常初产妇约需8小时，超过16小时则为潜伏期延长；正常经产妇潜伏期为6小时，超过9小时为异常。潜伏期延长常预示存在某些难产因素，如宫缩无力、胎儿巨大、骨盆狭窄、胎位异常等。

■ 活跃期延长

从宫口扩张3厘米开始，至宫口开全为活跃期。正常初产妇约需4小时。如超过8小时，宫口尚未开全，则为活跃期延长。

■ 活跃期停滞

指产程进入活跃期后，持续2小时宫口未再扩张，为活跃期停滞或宫口扩张停滞。多由头盆不称或胎位异常所致。

■ 第二产程延长或停滞

第二产程初产妇超过2小时；经产妇超过1小时，尚未分娩者，称为第二产程延长。第二产程达1小时无进展，称为第二产程停滞。应警惕中骨盆狭窄。

上述4种产程延长可单独存在或合并存在。总产程超过24小时为滞产。

胎头下降梗阻：通常，当宫口开大4厘米时，胎头已降至骨盆坐骨棘水平或棘下。若宫口开大4～5厘米，胎头仍居棘上，或停在骨盆某处，不再下降时，为胎头下降梗阻。多由骨盆狭窄、头盆不称、胎头位置不正或产力不佳引起。

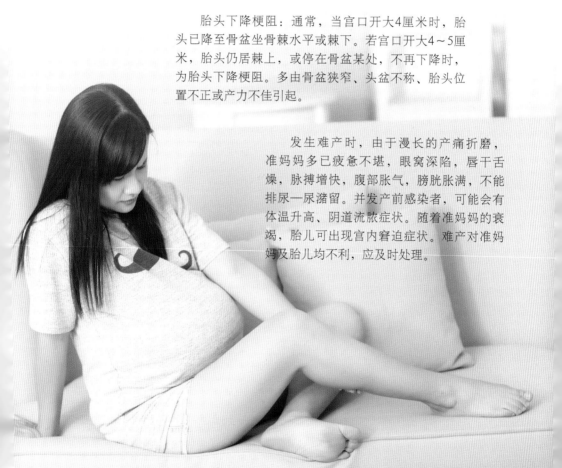

发生难产时，由于漫长的产痛折磨，准妈妈多已疲惫不堪，眼窝深陷，唇干舌燥，脉搏增快，腹部胀气，膀胱胀满，不能排尿—尿潴留。并发产前感染者，可能会有体温升高、阴道流脓症状。随着准妈妈的衰竭，胎儿可出现宫内窘迫症状。难产对准妈妈及胎儿均不利，应及时处理。

本周
大事记

　　进入孕33周后，大多数的准妈妈在晚上睡觉时会出现腿部抽筋的症状，这种状况的发生是由于准妈妈在孕中期体重增加，导致双腿负担加重，且腿部肌肉经常处于疲劳的状态。

　　另外，在怀孕后准妈妈对钙的需求量明显增加，如果钙摄取不足，就会增加肌肉、神经的兴奋性，并且人的血钙水平在夜晚会稍低，因此小腿抽筋常常在夜间发作，此时准妈妈就要多注意休息及补钙，尽量避免抽筋现象发生。

医院检查的情况

下次产检的时间

写给宝宝的话

孕34周　头部开始朝向子宫

胎儿和准妈妈的变化

胎儿的变化

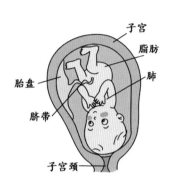

胎儿的体重达到2.3千克，身体长度为44厘米左右。

相对于胎儿的身体，子宫过于狭窄，所以胎儿的活动会减少，但胎儿仍然可以自由地活动身体。这个时期，大部分胎儿已经把头部朝向准妈妈的子宫，开始为出生做准备。

胎儿的头盖骨还比较柔软，尚未完全闭合。这种状态有利于胎儿顺利滑出产道。除了头盖骨，其他的骨骼都会变得结实。另外，皮肤上的皱褶会减少。

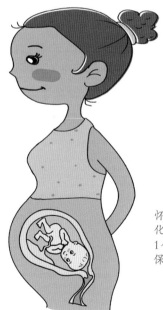

准妈妈的变化

随着胎儿体重与身体长度的增加，准妈妈为了支撑膨隆的腹部，腿部总会承受很大的压力，所以容易出现痉挛或疼痛，有时还会感到腹部抽痛，一阵阵紧缩。这时应该避免劳累，尽量躺下休息，并把腿稍稍架高一点。工作长时间站立的准妈妈感到劳累时，会出现腹部紧缩或胯部肌肉疼痛的现象。

怀孕晚期，准妈妈对分娩的恐惧和身体的巨大变化使准妈妈的情绪变得不稳定。离分娩剩下只有1个多月的时间了，这时准妈妈的心态应当尽量保持平和，同时要保证充分的睡眠和休息。

211

克服孕期抑郁症

随着孕期的推进，准妈妈对变形的身材、分娩、育儿等都会产生恐惧心理。和准爸爸关系的相对疏远也可能使本应愉快幸福的怀孕生活变得忧郁烦躁。下面，让我们了解一下孕期抑郁症产生的原因和摆脱孕期抑郁的方法。

产生抑郁症的原因

体形的变化	随着怀孕后腹部鼓起，皮肤上长出粉刺和色斑，即使是平常对自己的外表信心十足的女性也会开始对自己的外貌失去自信
激素的变化	受孕之后，准妈妈体内的女性激素增多，这种激素使准妈妈的情感起伏变得强烈，有时连一点儿小事也会令准妈妈神经过敏，甚至大发脾气
和准爸爸的关系	怀孕开始后，无论如何都不能像以前那样经常过性生活，这时准妈妈就会觉得和丈夫的关系疏远了
对分娩的恐惧	随着产期的临近，她们内心的不安愈加高涨
对育儿的心理负担	急切地想见到胎儿的同时，对于将来育儿的压力也在增加

摆脱抑郁症的方法

找回自己的兴趣爱好	怀孕初期一举一动都要小心，但也不必为此停止一切活动。良好、适度的兴趣爱好不但会使怀孕这件事变得令人愉快，而且对胎教也很有帮助
收集有关怀孕和分娩的资料	怀孕后身体会发生哪些变化？分娩时应该怎么做？如果事先了解情况，心理上的负担就会减轻。最好积极阅读相关书籍，也可以向身边有过分娩经验的人了解有关知识
准爸爸的爱是最佳处方	克服孕期抑郁症最有效的处方是准爸爸的爱。准妈妈怀孕后，准爸爸应该主动帮忙准妈妈分担家务，一起学习有关怀孕和分娩的知识
适当运动，保持身材，增进身体健康	孕期的适度运动不但可以增进健康、控制体重，还有助于准妈妈保持稳定的精神状态。另外，维持适当运动也有助于产后身体状况的恢复

本周
大事记

从本周开始，胎儿在准妈妈的腹中头部是朝下的，并且随着身体一天天发育，胎儿活动的空间也越来越小，由于空间所限，胎儿可能会有些紧张、不自然，此时准妈妈除了避免大幅度地活动外，不要忘了和胎儿进行言语的沟通，告诉胎儿他很安全，让胎儿在准妈妈的腹中度过最后的温暖时光。

准妈妈的皮肤在怀孕后会开始变得很敏感，因此要加倍呵护，清水沐浴是最安全可靠的方式，也不会引起肌肤的任何不良反应，但注意不要沐浴次数过多，以免刺激皮肤。

医院检查的情况

下次产检的时间

写给宝宝的话

孕35周　准备分娩用品

胎儿和准妈妈的变化

胎儿的变化

本周胎儿重约2.3千克，身长约45.7厘米。我越长越胖，几乎占据了妈妈子宫的绝大部分空间。胎儿已经不能在羊水里漂浮着，也不能再翻跟斗了。两个肾脏也已经发育完全，肝脏也能够自行代谢一些废物了。中枢神经系统尚未完全发育成熟，但是现在胎儿的肺部发育基本完成，如果在此时出生，存活的可能性为90%以上。

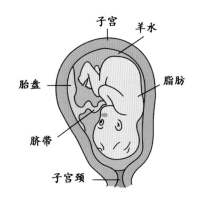

子宫　羊水　脂肪　胎盘　脐带　子宫颈

准妈妈的变化

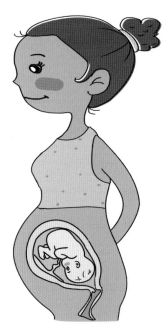

由于胎宝宝的位置逐渐下降，孕妈妈会觉得腹坠腰酸，骨盆后部附近的肌肉和韧带变得麻木，甚至会有一种牵拉式的疼痛，行动变得更为艰难。临近分娩会使孕妈妈感到紧张，此时要正确调整心态，多和丈夫、亲人沟通，缓解自己内心的压力。

分娩前的心理调整

不怕难产

大多数准妈妈对分娩无经验、无知识，对宫缩、见红、破膜感到害怕、紧张、不知所措。怕痛、怕出血、怕胎儿出现意外状况。如果准妈妈每天担心自己会难产，势必会造成很大的心理负担。正确的态度是调动自身的有利因素，积极参与分娩，即使因为特殊的原因不能自然分娩，也不要情绪低落，还可以采取其他方式分娩。是顺产还是难产，一般取决于产力、产道和胎儿自身3个因素。对于后两个因素，一般产前都能作出判断，如果有异常发生，肯定会在产前决定是否进行剖宫产。所以，只要产力正常，自然分娩的希望很大。

不怕疼痛

面对即将来临的产痛，准妈妈精神上可能会有一定压力，这主要受亲属、母亲和姐妹的影响，或受周围环境的影响，如病房内其他准妈妈的分娩经过，待产室内其他准妈妈的喊叫或呻吟等刺激造成。子宫收缩可能会使准妈妈感到有些疼，但这并非不能忍受。

如果出现疼痛，医生会让准妈妈深呼吸或对准妈妈进行按摩，减少疼痛。

远离产前焦虑

待产室内临产前的焦急与等待、期盼与担心，矛盾交织，很多准妈妈既渴望早一天见到宝宝，又会为分娩时宝宝或自己是否受到伤害而担心，过度的焦虑与担心会影响准妈妈的睡眠与休息，引发妊娠高血压综合征，这种情况下会增加分娩的困难，甚至导致难产。这些不良的心理状况需要与产科医生、心理医生及时沟通，得到丈夫及家人的关爱，也是保持准妈妈良好精神状态的重要支柱。

本周
大事记

　　从本周开始，准妈妈要提前准备好住院用的物品了，包括入院押金、所需的材料证件、分娩费用以及胎儿出生后所需的衣服、被褥、奶瓶、尿布等物品。临近预产期，准妈妈应该和家人商量好去哪家医院分娩，并根据医生建议选择分娩方式。从这个时期开始，准妈妈尤其要注意胎动时间了。胎儿的生命活动包括心跳、呼吸以及四肢、躯干等，皆是胎儿是否安好的标志，如果出现胎位异常的现象，一定要及时去医院就诊。

医院检查的情况

下次产检的时间

写给宝宝的话

孕36周　胎儿器官发育成熟了

胎儿和准妈妈的变化

胎儿的变化

各器官发育成熟，等待降生时刻的到来。胎儿肺部功能基本成熟，但是还不能靠自身的力量呼吸，所以这时期出生，还要依赖人工呼吸器。剩下的1个月内，胎儿的胎毛几乎全部脱落，仅在肩部、手臂、腿或者身体有皱褶的部位存留一些。皮肤会变得细腻柔嫩，皮肤被胎脂覆盖，便于胎儿从产道中顺利滑出。

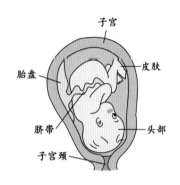

子宫　皮肤　胎盘　脐带　头部　子宫颈

准妈妈的变化

就要进入怀孕最后1个月，准妈妈会发现胎动次数明显减少。之后几周，胎儿会继续成长，但此时部分羊水会被准妈妈吸收到体内，所以，虽然胎儿继续成长，但包围胎儿的羊水却在减少，这使得胎儿的活动空间也随之变小，因此，胎动不如之前活跃。

出现腹部下坠感

随着分娩的临近，准妈妈的腹部也会出现明显变化。肚脐到子宫顶部的距离缩短，会有腹部下坠感，这是胎儿头部进入产道时引发的现象。随着胎儿下降，上腹部会出现多余空间，准妈妈的呼吸终于变得顺畅，但是骨盆及膀胱的压迫感会加重。腹部下坠感因人而异，有些准妈妈在分娩前几周就有感觉，有些准妈妈则在阵痛开始后，胎儿向产道移动时才有感觉。

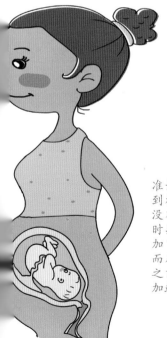

准妈妈的子宫增大到极限，所以腹中没有多余空间。此时期，体重已经增加了11～14千克，而从现在到分娩期之前，只会稍微增加或者停止增长。

217

胎儿入盆是怎么回事

入盆是怎么回事

当进入孕后期，准妈妈子宫中的胎儿已经在为出生做准备了。胎儿会在羊水和胎膜的包围中，以头朝下、臀朝上、全身蜷缩的姿势等待时机。在分娩之前，胎儿要使其头部通过母体的骨盆入口进入骨盆腔，从而使其身体的位置得到稳固。这就是"入盆"。那么，胎儿入盆后多久才能分娩呢？ 一般初产妇在胎儿入盆后2~3周就可能会分娩，而经产妇的胎儿入盆会晚一些，入盆后随即开始分娩。

入盆是什么感觉

当胎儿入盆的时候，很多准妈妈会感觉腹部阵阵发紧和有坠痛感，并且感觉胎儿正在下降，就以为是临产了。其实，这种感觉并不是真正临产前的征兆，准妈妈不必紧张，可以继续观察后再去医院。

临产前要做的检查

手摸宫缩

■ 手摸宫缩时的方法

大多数准妈妈在进入医院准备临产之前，在家里腹部已经阵痛了很多次，或者是出现了阴道少量出血或破水的症状，此时准妈妈都会很担心，生怕对胎儿的"急不可耐"措手不及。

怎样辨别真假宫缩呢？医生会先让准妈妈仰卧好，选取一个舒服的姿势，把手放在准妈妈隆起的肚皮上，感受子宫的变化，每当准妈妈觉得腹部开始疼痛，并且感觉到肚皮发紧的时候，准妈妈往往能够感受到子宫肌肉的收缩，我们把整个子宫肌肉从松弛到紧张再到松弛的过程，称为一阵宫缩。

通常临产的时候，宫缩为至少5~6分钟1次，每次持续不少于30秒钟，这样才会考虑准妈妈是不是真的有可能临产了。如果宫缩的间隔时间很长，或者强度不够，即使持续好几天，准妈妈也不会临盆，我们称之为假宫缩。

■ 手摸宫缩时的注意事项

一般检查宫缩的频率为20分钟左右1次，根据准妈妈身体情况的不同而有所调整。即使没有临产，在很多情况下，手摸宫缩也是必须要进行的一个检查项目。

尤其在怀疑准妈妈先兆早产的时候，宫缩的频率和强度是指导医生进行相应处理的重要依据。检查时准妈妈可以侧卧，也可以仰卧，但不要坐着，因为坐着会造成腹部肌肉的收缩，影响判断。

多普勒检查

通过对胎儿的心跳强度、频率、位置的监测，能诊断出胎儿的健康状况。

尿液诊察

尿液诊察可以诊断感染情况，同时还能准确地掌握准妈妈在孕期的高血压征兆的蛋白质指数以及孕期糖尿病征兆的糖分指数。

阴道检查

阴道检查也是分娩前必做的一项产前检查，阴道检查之所以重要，是因为只有通过阴道检查，医生才能够知道准妈妈是否临产，胎位是否正常，有无难产的可能，骨盆是否足够宽大，有没有脐带脱垂、胎膜早破的情况等。总而言之，进行阴道检查是保证母婴平安的最重要、也是最简单的方法。

在无异常发生的情况下，医生通常会在消毒外阴后，选择用窥器打开阴道，再直接观察宫颈的变化，然后用示指和中指轻轻放入阴道内，感受宫颈的长度和柔软度，借以判断准妈妈是否已经临产。

在整个检查过程中，医生会用"开了几指"作为对产程进展的最为直观的描述。开一指是刚刚临产不久的状态；开十指就要直接上产床准备分娩了。

血压诊察

孕期，准妈妈要经常在家人的陪伴下去医院诊察血压的状态或在家中用电子血压计自行对血压进行诊察，以便确认是否出现血压的突然变化。

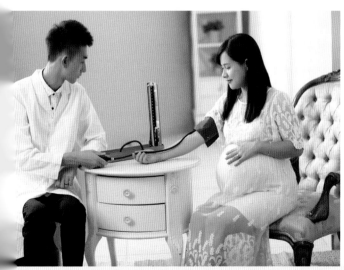

血压诊查可以判断准妈妈是否具有妊娠高血压疾病。妊娠高血压会使各脏器产生病变，也会影响到胎儿发育和分娩。

本周
大事记

　　此时胎儿在准妈妈体内的发育更加快速，准妈妈的腹中相当沉重，行动非常不方便。因此准妈妈在上下楼梯或洗澡时一定要注意安全，不要滑倒；做家务或外出活动时也要注意动作轻缓，不可过猛、过急；避免去人多的地方，外出一定要有人陪伴，并选择安全的交通工具，注意不要坐颠簸的车子，避免坐车时间过长。

　　临产前的阵痛及分娩，会给准妈妈身体和心理带来很大的负担，此时如果能在孕期多做一些有助分娩的运动，就能够帮助准妈妈顺利地度过妊娠期。同时，这些运动对减轻分娩疼痛和产后体形的恢复也有帮助。

医院检查的情况

下次产检的时间

写给宝宝的话

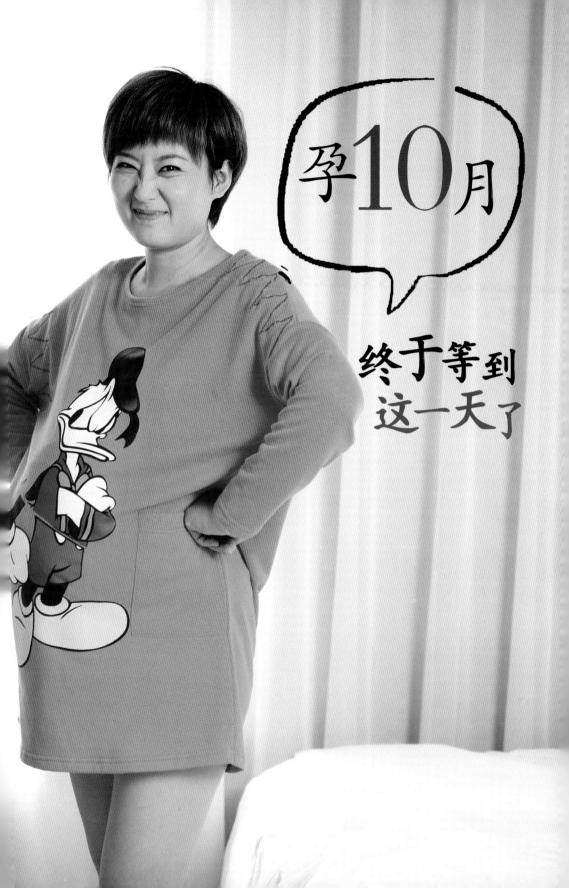

孕37周　胎儿形成免疫能力

孕10月专家提示（37~40周）

放松心情

分娩虽是生理过程，却也是一次心理和体能的重大考验，准妈妈应放松情绪，把体能调整到最佳状态，接受分娩过程的考验。初产妇没有分娩经验，要注意临产先兆的出现，如见红、阵痛、破水等，随时准备住院分娩。如果是高危妊娠，那么准妈妈一定要提前到医院住院，等待分娩。

开始确定产后护理的人选

愈临近分娩，愈需要做很多准备工作，其中必须先确定专门负责产后护理的人选。一般来说，从娘家、婆家、亲戚中挑选一位具有产后护理经验的人，拜托其进行产后护理的情况比较普遍。目前利用月子中心或请产后护理员上门服务的情况也越来越多了。

选择月子中心时，要仔细比对环境设施，选择服务条件比较完善的地方。尽量多向曾经在该中心享受过服务的人了解服务水准。

要注意出行安全

随着体重的增加，身体会越来越沉重，准妈妈要减少独自上街的次数和时间，购买日常生活用品最好选择附近的商店，避开高峰期。

每周定期检查

怀孕的最后1个月，每周要接受1次定期检查，若定期检查没有出现异常，预产期前或后2周内就能分娩。如果超过了预产期，必须到医院再做1次检查，听取医生的意见，讨论分娩计划，千万不要盲目地等待分娩先兆出现，以免危及胎儿与准妈妈的健康。

要注意休息

这时期的准妈妈身体接近最笨重的时候，很容易感觉疲劳，所以要保证足够的休息时间。使准妈妈有一个饱满的精神状态和充足的体力。但休息并不等于整天躺着静养或者坐着不动，每天除了适当的休息以外，还必须保证一定的运动时间。

做好最后1个月的胎教

怀孕最后1个月，是心理和身体方面非常不舒适的时期，但是想到胎儿即将出生，就不能忽视胎教。跟丈夫一起练习呼吸方法的同时要有条不紊地进行各项准备工作，这是怀孕最后1个月能进行的主要胎教。

孕10月饮食指导

正常摄取营养

此时胎儿发育快，致使子宫增大，准妈妈常有胃部不适或饱胀感，因此可少食多餐。有水肿的准妈妈要控制盐的摄入量。很多准妈妈会对分娩产生恐惧心理，还可能因为心理紧张而忽略饮食，这时准爸爸应帮助准妈妈调节心绪，做一些准妈妈爱吃的食物，以减轻心理压力，使其正常地吃饭以摄取营养。

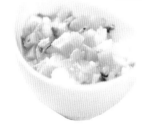

要吃含有丰富维生素和纤维素的食物。绿叶蔬菜，如菠菜和白菜等；水果含有较多的维生素C和果胶。

首先，要多吃含矿物质丰富的食物。特别是含铁和钙丰富的食物。其次，要增加蛋白质的摄入，以防止产后出血，增加泌乳量。

合理安排孕晚期饮食

饮食要以量少、丰富、多样为主，一般采取少食多餐的方式进餐，要适当控制进食的量，特别是高蛋白、高脂肪食物，如果此时不加限制，过多地吃这类食品，会使胎儿生长过大，给分娩带来一定困难。及时补充含钙丰富的虾皮、骨头汤、海带、紫菜等；不宜多吃水果，一天一个即可。贫血者可吃猪肝或黑木耳，每次少量，每周2～3次；高血压者少吃蛋黄及不含鳞的鱼类（带鱼、鳗鱼、鳝），多吃低脂低蛋白食物。

饮食要为临产做好准备

孕晚期是胎儿大脑细胞增值的高峰期，供给充足的必需脂肪酸是满足大脑发育的必要条件。多吃海鱼有利于必需脂肪酸的供给，注意增加一点粗粮，粗粮中富含B族维生素，如果缺乏则容易引起呕吐、倦怠，并在分娩时子宫收缩乏力，导致产程延缓。

根据分娩方式安排饮食

■ 顺产的准妈妈饮食

选择阴道分娩的准妈妈要多喝水，在分娩的当天进食要清淡，多食容易消化的食物，来保证足够的热量和水分摄取，并帮助产后恢复。

■ 剖宫产准妈妈饮食

选择剖宫产的准妈妈，在手术当日麻醉药物作用消失后即可进食些清淡、易消化的免糖免奶半流质饮食，如米粥、蛋汤、面汤、萝卜汤。到第2天，在肠道排气之前，可进食如藕粉汤、稀饭、烂面条等半流质食物，但注意不能吃甜食及牛奶等，以免引起肠胀气。手术第3天，多数准妈妈的肠道已经排气了，可进食普通清淡、易消化的食物了。

223

孕10月明星营养素

锌：帮助准妈妈顺利分娩

在整个胚胎乃至胎儿的生长发育过程中均需要锌的参与，这样，才能保证体内含锌酶的活性。怀孕期间，若准妈妈缺锌，可引起染色体畸形、细胞分裂受阻而致畸形，如中枢神经系统畸形、骨骼系统畸形、组织和黏膜缺损等。

缺锌还可以引起羊水感染综合征。所以，准妈妈应多摄入含锌丰富的食物。含锌量最高的是牡蛎和鲱鱼，其次是肉类、豆类、小麦、花生、核桃、杏仁、茶叶等含量也较丰富，但利用率较低。

维生素K：预防产后大出血

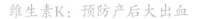

维生素K是一种脂溶性维生素，是属于酮类的一种化学物质。维生素K的最主要功能是凝血，它参与很多凝血机制的调节，是对血液凝固起主要作用的物质，也是影响骨骼和肾脏组织形成的必要物质，可预防内出血及痔疮，减少生理期大量出血。

准妈妈要尽量少吃或不吃过于精制的米、面，小麦磨去了麦芽和麦麸，成为精面粉后，锌就只剩下1/5了。

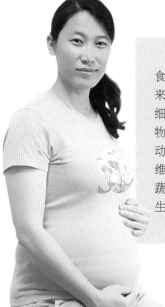

维生素K存在于各种食品中，成人维生素K的来源一部分由肠道内的细菌产生；一部分来自食物，在绿叶蔬菜、绿茶、动物肝脏中都含有丰富的维生素K，因此常吃绿叶蔬菜的人可以满足每日维生素K的需求。

维生素K在体内主要储存于肝脏中，其中维生素K_1存在天然绿叶植物中，维生素K_2存在于动物性食物中。海藻、干酪、乳酪、鸡蛋、鱼、鱼卵、蛋黄、奶油、黄油、大豆油、肉类、奶、水果、坚果、肝脏和谷类食物等含维生素K的含量较丰富。

胎儿和准妈妈的变化

胎儿的变化

胎儿不能独立生成抗体，所以尚未具有抵抗外部细菌的自我保护能力。但胎儿可以通过胎盘供给胎儿抗体，使刚出生的婴儿在一定时间内不会罹患感冒、腮腺炎、麻疹等疾病。胎儿出生后，会继续通过母乳得到抗体，慢慢形成自身的免疫能力。

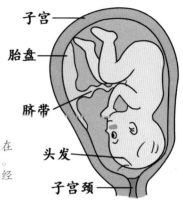

这时，胎儿已经完成出生前的所有准备，但是在剩下几周内仍会继续成长，体重也会继续增加。每天生成28克以上的脂肪，大脑内开始形成神经的髓鞘，这在出生后仍会持续。

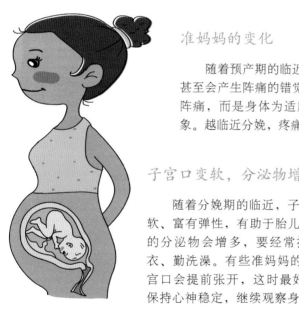

准妈妈的变化

随着预产期的临近，下腹部经常出现收缩或疼痛，甚至会产生阵痛的错觉。疼痛不规律时，这种疼痛并非阵痛，而是身体为适应分娩时的阵痛而出现的正常现象。越临近分娩，疼痛会越来越频繁。

子宫口变软，分泌物增多

随着分娩期的临近，子宫口开始变得湿润、柔软、富有弹性，有助于胎儿顺产。这个时期，子宫的分泌物会增多，要经常换洗内衣、勤洗澡。有些准妈妈的子宫口会提前张开，这时最好保持心神稳定，继续观察身体变化。

当这些疼痛有规律地重复时，有可能是开始分娩，所以应该做好去医院的准备。

225

你可能会关心的问题

临近预产期耻骨疼怎么办

耻骨痛是由于胎儿入盆压力大引起的，等宝宝生出来就好了。准妈妈要学会忍耐，平时要注意休息，不要随便走动。

预产期过多久没生是正常的呢

个体差异不同，预产期前后推迟1～2周检查胎儿各项生理情况无异常，都是属于正常的。临近分娩可以每天监测一下胎儿胎心情况，同时结合超声波观察羊水的情况，并结合医生内诊、测量骨盆大小等检查来确定分娩方式。

胯部骨头酸痛是怎么回事

因为胎儿愈来愈大，准妈妈的胯部要支撑整个腹部，酸痛是正常的。仰卧在床上动一下骨头会"嘎啦"响不一定就是缺钙，有时可能是睡得时间长了，再加上本来身子重很不舒服，动动都费劲，所以会响也是正常的，准妈妈不要担心。

预产期过了还没生会不会有危险

实际分娩日期与推算的预产期相差1～2周属于正常。建议您密切观察，做好孕期保健，根据检查结果，在医生的指导下进行相应的处理。

怀孕37周白带有血丝是不是分娩预兆

阵痛、见红、破水是生产前的3大征兆。如果是见红了可以在家观察一下，如果有阵痛，5分钟一次就要去医院了，如果破水了就要马上去医院，以防污染到胎儿。

接近预产期腹部抽筋般痛是为什么

可能是孕晚期的假宫缩，不用担心。若疼痛难忍，最好去看医生，安心等待分娩。

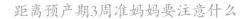

工作时长时间站立的准妈妈感到劳累时，会出现腹部紧缩或胯部肌肉疼痛。

距离预产期3周准妈妈要注意什么

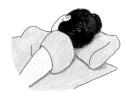

准妈妈应该要有信心，在精神上和身体上做好准备，用愉快的心情来迎接宝宝的诞生，准爸爸应该给准妈妈充分的关怀和爱护，尽量降低她的不安与担心。产前检查要每周进行1次。接近预产期的准妈妈应尽量不外出或旅行，但也不要整天卧床休息，轻微的、力所能及的运动还是有好处的。由于产后不能马上洗澡，准妈妈必须注意身体的清洁。

分娩知识：关于分娩

分娩时该怎样用力

■ 向上用力

分娩姿势有很多种，目前大部分采用的是准妈妈躺在产床上，向上用力的仰卧位。这种姿势便于监视分娩的进程，紧急的时候方便进行会阴切开术和吸引分娩术等处置。子宫口完全打开的时候，就会很自然有种要用力的感觉。用力要领：用力的时候两脚要岔开，下颌要紧收，后背和腰要贴近床，用力的方式和大便的时候差不多。迎合着阵痛的节奏，用腹部的力量，而不是臀部用力。

■ 侧卧位的用力

侧卧位一般指的是卧在左侧，子宫不会压迫大静脉，也不会引起母体血压下降，能给胎儿输送足够的营养和氧气。还能让会阴部放松，防止会阴部裂伤，向上用力、呼吸都很舒服，也能减轻长时间阵痛带来的疲劳。缺点是胎儿头出来的时候必须支撑起一条腿。

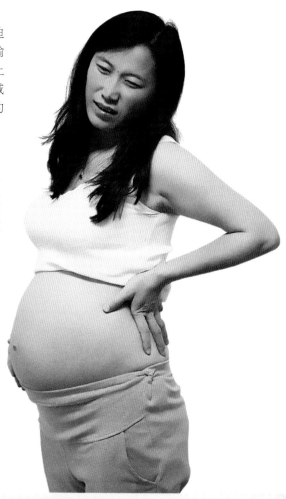

用力方法	
1	用力的时候，双手要握紧，两腿岔开。大腿一旦合并，产道就会关闭，这时膝盖应向外侧倾倒
2	不要看着天花板，扬起下巴也不好，要收起下巴。视线要放在肚脐周围。用力时不要闭上眼睛，这样会用不上力气
3	在疼痛的时候用力，后背很容易弯曲，这样不容易用上力气。即使很痛，后背和腰也要躺在产床上，不要弯曲

分娩会不会需要很长时间

一般来说，经产妇所用的时间较短，初产妇所用的时间长些。统计数据表明女性在分娩第一胎的时候平均花费大约12个小时，第二胎平均需要8.5个小时。

分娩究竟需要多长时间因人而异，遗传因素也会起到一定的作用。因此，不妨询问母亲、姨妈和外祖母的分娩经验，提前做好心理准备多少会有所帮助。

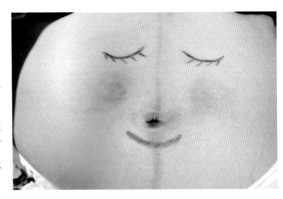

分娩能吃东西吗

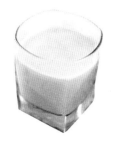

一旦准妈妈真正进入分娩阶段，已经开始感受到每2～3分钟1次的宫缩带来的疼痛，建议别吃太多的东西。宫缩时，如果胃中食物太多，准妈妈会有一种恶心的感觉，甚至有可能吐出来。准妈妈可以喝少量的果汁或水，也可以含一些冰块、吃几块咸饼干或者吃块糖。这些方法足以使大多数准妈妈在分娩时不至于感到饥饿。

掌握分娩的技巧

■ 选择舒缓的音乐帮助分娩

对有一定音乐欣赏能力的准妈妈来说，可以在分娩过程中播放舒缓的音乐，并由家属或助产士触摸准妈妈的紧张部位，并指导其放松，以减轻准妈妈分娩时的紧张情绪。

■ 调节呼吸的频率和节律

主动调整呼吸的频率和节律，可缓解由于分娩所产生的压力。增强准妈妈的自我控制意识可选择慢胸式呼吸，呼吸的频率调整为正常的1/2。随着宫缩频率和强度的增加则可选择浅式呼吸，其频率为正常呼吸的2倍。不适达到最强的程度，可选用喘吹式呼吸，4次短浅呼吸后吹一口气。当宫口开全时，准妈妈疼痛有所缓解，有种大便感，医生会指导准妈妈屏气用力的正确方法。此时准妈妈要调整自己的心理和体力，积极配合，以加速产程进展。如产程延长，胎儿易发生窒息及颅内出血。

本周
大事记

在孕晚期，产前检查是必须的，而且应该做到每周检查1次。产前检查的作用除了能检测到胎儿的成长发育之外，还能够观察到胎盘的功能是否正常，因此准妈妈要引起重视。从这一时期开始，准妈妈要注意自己的血压了。如果血压偏高，一定要去看医生，不要任意地服用降压药物、利尿剂等，以免造成不必要的危险。

在怀孕的最后阶段，也要尽量避免服用刺激性大的药物，虽然胎儿的情况已经趋于稳定，但是为了防止感染病菌，还是尽量避免服用药物。

医院检查的情况

下次产检的时间

写给宝宝的话

孕38周 已是"足月儿"

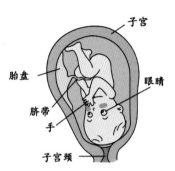

子宫
胎盘
眼睛
脐带
手
子宫颈

胎儿和准妈妈的变化

胎儿的变化

体重达到3.2~3.4千克，身高有50厘米左右。胎便是由胎儿肠道内掉落物和胎毛、色素等物质混合而成。一般情况下，在分娩过程中被排出，或者胎儿出生后几天内变成大便排泄到体外。

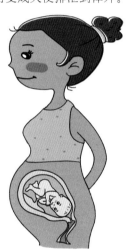

准妈妈的变化

临近分娩时，子宫颈部变得更加柔软，开始出现有规律的子宫收缩。伴随着准妈妈的运动，子宫收缩更强烈。如果收缩间隔规律，而且越来越短，就应该立即去医院。

坚持怀孕最后的定期检查

血压检查

要经常检查血压的状况，确认是否出现血压的突然变化。

测定子宫大小

透过超声波检查或内诊检查测定子宫的大小。

体重检查

怀孕最后1个月内，体重增加11~16千克比较正常，所以要经常测量体重。

多普勒检查

通过胎儿的心跳强度、频率、位置，能诊断出胎儿的健康状况。

尿液检查

可以诊断感染情况，同时能掌握高血压征兆的蛋白质指数和糖尿病征兆的糖分指数。

分娩知识：做好临产前的准备

什么情况下需要入院待产

一般而言，凡属于高危妊娠者，均应提前入院待产。常见具体的情况如下：

	需要入院的情况
1	胎位不正，如臀位、横位等
2	骨盆过小或畸形，或估算胎儿过大，预计经阴道分娩有困难
3	准妈妈合并有内科疾病
4	有异常妊娠、分娩史，如早产、死胎、难产等
5	有过腹部手术特别是子宫手术史，如子宫肌瘤剜除术等
6	临产前有过较多阴道流血，或有过头痛、胸闷、晕厥等
7	多胎妊娠
8	年龄小于20岁，或大于35岁的初产妇
9	妊娠高血压综合征，羊水过多或过少
10	胎动异常，或胎儿电子监护有异常反应

当准妈妈出现有规律的子宫收缩，子宫收缩持续时间达30秒以上，间歇10分钟左右，并逐渐增强，即入院待产较为适宜。

了解分娩前的征兆

一般临近分娩时会出现各种征兆，但并不是每个准妈妈分娩时都会出现这些征兆，会因人而异，有许多人就是在没有任何征兆的情况下开始分娩的。通常临近分娩有如下征兆：

■ 分泌物增多

准备分娩时，子宫颈管会变得软化，分泌物也会增多，大多是白色的水性分泌物。

■ 腹部频繁地感觉到张力

开始为分娩做准备，子宫收缩频繁，因此会经常感觉到腹部的张力。如果张力是有规律的，那就是阵痛。

■ 大腿根疼

为便于胎儿通过，左右耻骨的接合处正在慢慢打开。因此，大腿根的部位会有抽筋或疼痛的感觉。

■ 胎动减少

由于胎儿的头部下降到了骨盆里，因此胎动相对减少。也有的胎儿一直到分娩前仍经常动来动去。

■ 腹部下降

由于胎儿下降到骨盆内，会感觉到下腹部变大，而上腹部变空。

留意分娩的三大征兆

■ 规律性宫缩

	宫缩的特征
1	子宫的收缩有规律，逐渐加强。宫缩初期大概每隔10分钟宫缩1次，且强度较轻微
2	大部分出现在腹部下方，但是会扩散到背部下方
3	宫缩会引起腹痛，腹痛一阵紧似一阵，就预示着快临产了。宫缩从不舒服的压力到绷紧、拉扯的痛
4	有少数准妈妈会出现腰酸症状
5	宫缩发生时通常情况下会见红

出现宫缩时，走动可能会使腹痛更严重，准妈妈可以卧床躺着休息。用垫子或椅子作支撑，找一种最适合的姿势减轻疼痛。不要做剧烈运动及使用腹肌的动作，可以做散步这样轻微的活动。如果宫缩不规律或是形成规律但间隔时间很长，说明离分娩还有一段时间，可以在家休息，等阵痛达到每10分钟1次的时候再入院待产。

■ 见红

	见红的特征
1	见红的颜色一般为茶褐色、粉红色、鲜红色
2	出血量一般比月经的出血量少
3	混合黏液流出，质地黏稠
4	见红大多发生在分娩临近，阵痛发生前24小时出现。但个体是有差异的，也有准妈妈在分娩1周前或更早就出现见红的情况

如果只是出现了淡淡的血丝，量也不多，准妈妈可以留在家里观察。平时注意不要太过操劳，避免剧烈运动。如果见红后出现阵痛或破水就应该立即在家人的陪同下去医院。

■ 破水

破水会导致羊水大量流出，脐带可能会随压力带动或因为重力作用而导致脱垂。一旦脐带脱垂就可能导致胎儿缺氧、组织器官坏死、甚至胎儿死亡。破水后如果6~12个小时内没有分娩迹象，为防止细菌感染，医生会使用催产素来帮助准妈妈进入产程，开始分娩。

<table>
<tr><td colspan="2" align="center">破水的特征</td></tr>
<tr><td>1</td><td>流出的羊水无色透明，可能含有胎脂等漂浮物</td></tr>
<tr><td>2</td><td>感觉到热的液体从阴道流出</td></tr>
<tr><td>3</td><td>准妈妈无意识，不能像控制尿液一样控制羊水流出</td></tr>
<tr><td>4</td><td>持续性流出</td></tr>
</table>

破水可能导致宫内感染，所以一旦发生破水就应立即去医院。

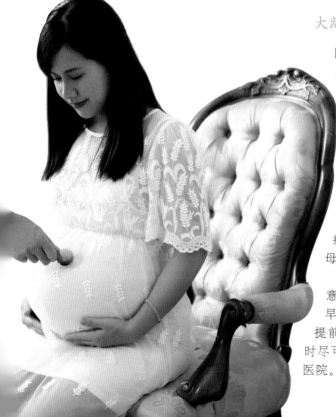

大龄产妇临产前需要注意什么

随着女性年龄的增大，原本柔软的阴道弹性逐渐降低，特别是子宫颈管会逐渐变得较难张开；同时，子宫肌肉的收缩力也会减弱，这些情况都是造成难产的主要原因。

大龄准妈妈身体调节能力减弱，应对各种变化、机体负担的能力也相应减弱，易发生妊娠高血压综合征及其他妊娠并发症，发生后应对能力也较弱，易使母子健康受到影响。

所以，大龄初产妇临产前要注意自己的身体变化，如有不适要及早到医院检查；如医生觉得有必要提前住院，必须听从。在选择医院时尽可能考虑设备和技术条件较好的医院。

本周
大事记

怀孕38周开始，已经属于围产期了。在孕晚期，准妈妈高高隆起的腹部会影响腿部的静脉血回流，使血液无法迅速地回流至脑部，因此很容易在准妈妈改变姿势时造成脑部供血不足，导致血压降低。因此，在改变姿势时，准妈妈要注意动作轻缓，避免因突然站起而引起头晕，甚至跌倒的现象发生。

在即将临产的关键时期，准妈妈要多看书或杂志，来学习一些育婴的基本操作方法了。

医院检查的情况

下次产检的时间

写给宝宝的话

孕39周　离分娩越来越近了

胎儿和准妈妈的变化

胎儿的变化

本周胎儿的脂肪层还在加厚，这会帮助胎儿在出生后控制体温。本周胎儿可能已经有50厘米长，体重在3.2~3.4千克。身体的各器官都已经完全发育成熟，并各就其位了。外层皮肤正在脱落，取而代之的是里面的新皮肤。这周胎儿安静了许多，不过妈妈不要担心，这是因为胎儿的头部已经固定在骨盆中了，正在为出生做最后的准备呢。

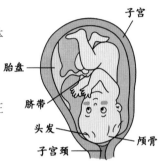

子宫
胎盘
脐带
头发
颅骨
子宫颈

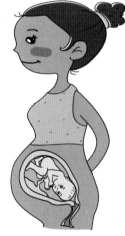

准妈妈的变化

这个时候，虽然胎儿-安静了许多，但是孕妈妈不舒服的状况并不会好转，几乎所有的孕妈妈都会感到极度紧张，这可能是对分娩的焦虑，也可能是对分娩的种种期待。但是你必须要吃好睡好，放松心情。此外，要格外注意观察是否有临产迹象。

耐心地等待分娩

了解分娩当天的过程

突然出现阵痛时容易慌张，所以要事先了解住院时的过程。电话机旁边要贴上用大字写的医院电话号码，为了能随时保持联系，要重新确认家人手机号码和紧急联络处的电话号码。另外，要考虑好分娩当天要用的交通工具。考虑到一个人在家时出现阵痛，要找附近的人来照顾。

这个时期，距离预产期只有1周左右。还没有分娩的准妈妈，现在只剩下一件事情，以平静的心情等待分娩。仔细检查各种分娩必备品的同时，继续观察身体状态，耐心地等待分娩。

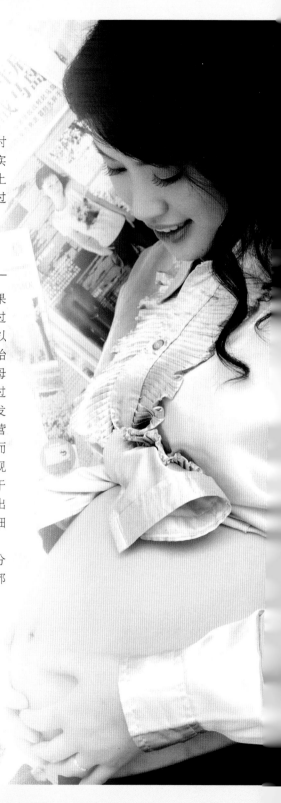

熟悉分娩用力的方法

经产妇有分娩经验，所以知道分娩时该如何用力，但是初产妇会比较茫然。实际上，何时用力，如何用力，只要在产床上按照医生的口令即可。如果事先了解分娩过程，更有利于进行分娩。

过期妊娠怎么办

准妈妈正常的怀孕期为37~42周，如果妊娠超过42周则属于过期妊娠。怀孕时间过长会导致胎儿异常。有的人对怀孕时间报以无所谓的态度，甚至误认为怀孕时间越长胎儿就越健壮，这是不科学的观念。胎儿在母体内是靠胎盘供给营养得以生长发育的。过期妊娠会导致胎盘发生退行性变化，血管发生梗死、胎盘血流量减少，直接影响胎儿营养的供给，不仅胎儿无法保持正常成长，而且会消耗自身的营养而日渐消瘦，皮肤出现皱褶，分娩后像个"小老头"。此外，由于子宫内缺氧，可使羊水发生污染，使胎儿出现宫内窒息、吸入性肺炎而死亡；或因脑细胞受损，造成智力低下等不良后果。另外，妊娠期延长，使得胎儿头颅骨大而坚硬，分娩时出现难产或产伤，对母体健康和胎儿都有一定损害。

孕期过长对母子毫无益处。如果已到分娩日期仍不分娩，就要去医院请医生采取措施，让胎儿早日娩出，以保证母子的安全与健康。

236

本周
大事记

在临产前，准妈妈要和准爸爸重新计算一下预产期，通常预产期的前3周和后2周都属于正常的分娩期，而如果超过了10天没有动静，那么就应该尽早住院待产了。

此时准妈妈的心情可能会很紧张，其实大可不必太过担忧，要明白生孩子几乎是每一位女性都会经历的事，代表着即将诞生一个小生命，作为母亲是伟大的，也是快乐的。跟自己谈谈心，跟自己腹中的胎儿谈谈心，跟丈夫谈谈心，让自己尽量放松下来。要知道，如果过分紧张和恐惧，身体就会呈现一种僵硬的状态，那么子宫在收缩时就会更疼，对准妈妈和胎儿一点好处都没有。

医院检查的情况

下次产检的时间

写给宝宝的话

孕40周　结束所有的辛苦等待

胎儿和准妈妈的变化

胎儿的变化

体重大约3.4千克，身体长度在50厘米以上。

胎儿为了从狭窄且弯曲的产道里挤出，也在不停地转动身体、变换姿势，并且不停地运动。

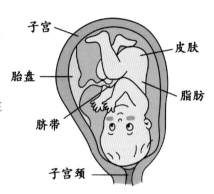

子宫
皮肤
胎盘
脂肪
脐带
子宫颈

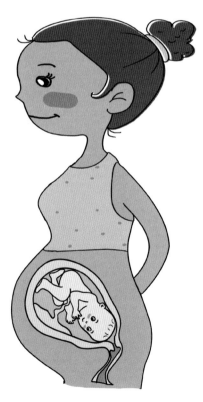

准妈妈的变化

腹部感到针刺似的疼痛，这种疼痛以30分钟或1小时为时间间隔持续发生，那么这时就可以认定阵痛开始。阵痛的时间间隔因人而异。一旦阵痛时间间隔小于30分钟，不要慌张，沉着地做好住院准备。

准妈妈强大的承受能力，坚韧的性格，也会传递给胎儿，是将来宝宝性格形成的最早期的榜样。

突发情况的应急

临近分娩身边没有亲人怎么办

如果临近分娩的时候身边没有家人的话，一定不要过于紧张。准妈妈可以事先自己模仿一遍当自己一个人在家将要分娩时候的情景。

外出时突然要分娩怎么办

即使进入了临产期，真正分娩的时间也是很难把握的，所以只要是外出的时候，必须带着自己的医疗保健卡、手纸、毛巾、医院的地址记录本、家人的联系电话等必备品。

胎动异常时要马上去医院

第一次分娩的人会每隔10分钟阵痛，非初次分娩的准妈妈每隔15分钟阵痛。一旦阵痛间隔在10~15分钟时就要马上去医院，因为张力的时间间隔缩短了，分娩就临近了，准妈妈需要及时检查。

如果阵痛发生仅有5~7分钟的间隔，这时候就要立刻把准妈妈送往医院，因为准妈妈马上要分娩了。

羊水大量流出时要马上去医院

胎盘中包裹胎儿的羊膜破裂，接着羊水流了出来，流出来破裂的羊膜会弄脏衣服。当羊膜真正破裂的时候，羊水会"哗"地一下子大量流出，这时应立刻与产院联系。

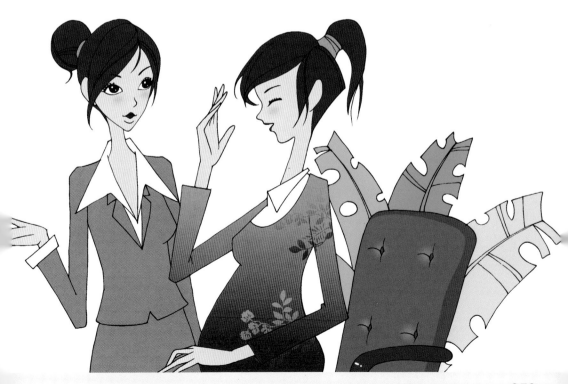

要二胎
要注意什么

现在计划生育政策已开放，很多人会考虑生二胎。当然，如果考虑要生二胎，要考虑到自己的身体状况，尽可能在生二胎的最佳年龄段里实现。年纪越大，生二胎的风险越大，尤其自己头胎是剖宫产。其实随着年龄的增大，身体的机能都在下降，而且子宫瘢痕随着机能的下降，其弹力、营养、回血都会不好。因此，建议准备要二胎，且又存在疤痕子宫的女性，在启动"二胎"计划前，最好先到医院了解自己子宫疤痕的情况，并在怀孕后就到医院检查，及时了解胚胎着床的位置。